VORWERK

Thermomix

2. Auflage Oktober 1992

Printed in Germany
ISBN 3-9801567-2-9

Anna Rüdel

Die Thermomix-Diät-Methode

für Sie und Ihre Familie

Vorwerk & Co. Thermomix GmbH
Wuppertal

Inhaltsverzeichnis

Vorwort:	Warum dieses Buch?	Seite 7
	Lebensmittel — Mittel zum Leben	8
	Die Thermomix-Diätmethode	10
Kapitel 1:	Unsere Ernährung — unsere Krankheit	14
	Eßsucht	14
	Psychische Belastungen	15
	Fettzellen	15
	Falsche Ernährung	15
	Mythos Schlankheit	15
	Die Folgen des Übergewichts	17
	Ernährungsabhängige Krankheiten und ihre Ursachen	18
Kapitel 2:	Kleine Fachsimpelei für Fortgeschrittene	22
	Nährstoffe, Vitalstoffe, Ballaststoffe und Wasser	23
	Eiweiß	23
	Kohlehydrate	24
	Ballaststoffe	25
	Fette	25
	Vitamine	28
	Mineralstoffe und Spurenelemente	32
	Wasser	34
	Kräuter und Gewürze	35
	Gewinner und Verlierer	40
	Zubereitungstips für Obst und Gemüse	42
	Allgemeine Hinweise	43

Kapitel 3:	Die Thermomix-Diät	Seite 46
	Erfolgstabelle für die 14-Tage-Diät*	47
	Der 14-Tage-Thermomix-Diätplan	49
	Rezepte:	53
	Frühstücke à 400 kcal pro Person	54
	Salate à 300 kcal pro Person	58
	Warme Mahlzeiten à 300 kcal pro Person	64
	Desserts à 100 kcal pro Person	72
	Abendmahlzeiten à 300-400 kcal pro Person	78
	Getränke	84
Kapitel 4:	Das erreichte Gewicht halten	86
	Tabelle – Jahreskurve für die Gewichtskontrolle**	89
	Die Nährwerttabelle	91
	Gemüse	92
	Obst	94
	Milch, Milchprodukte	96
	Brot, Backwaren, Nährmittel	98
	Süßigkeiten, Eis, Nüsse, Getränke	100
	Fleisch	102
	Fisch, Fischwaren	104
	Fette, Speiseöle, Mayonnaise, Eier	105
	Wild, Geflügel, Speck, Wurst	106
Buch-Tip:	Alles frisch — alles fit	108
	Thermomix-Baby-Nahrung	109
Literatur- und Quellenverzeichnis		118

* Sonderbeilage:
Erfolgstabelle für die 14-Tage-Diät

** Sonderbeilage:
Tabelle: Jahreskurve für die Gewichtskontrolle

Warum dieses Buch?

Vorwerk Thermomix möchte durch umfassende Beratung das allgemeine Gesundheitsbewußtsein in der Bevölkerung steigern. Mit dem vorliegenden Buch nehmen wir uns in diesem Sinne eines Themas an, das seit Jahren insbesondere in Frauenzeitschriften zum Dauerbrenner geworden ist: das Körpergewicht. Leider wird in oft unverantwortlicher Weise immer wieder nur der kosmetische Aspekt betrachtet nach dem Motto: Gut ist, was dünn macht. Die Gesundheit und das gesamte Wohlbefinden werden dabei oft außer acht gelassen. Wöchentlich flattern neue Super-Diäten auf unsere Küchentische, die in kürzester Zeit immense Gewichtsverluste versprechen. Ein stetig wachsender Teil der deutschen Bevölkerung hat bereits Erfahrungen mit diesen Wunderkuren gemacht, zumeist negative. Denn kaum ist die Diät beendet, sind mit viel Zeit- und Kostenaufwand und Hungerqualen ein paar Pfund abgenommen. Die Waage zeigt bald unser altes Gewicht an; alles umsonst, auf ein neues. Resultat dieser Kuren ist oft ein Kreislauf aus Hungern und Essen, der den Körper stark belastet und gerade bei Frauen suchtartige Formen annehmen kann.

Deshalb ist das Ziel der Thermomix-Diätmethode, zunächst einmal bei der Gewichtsreduzierung zu helfen. Und dies auf ganz natürlicher Basis, also ohne »Diätpülverchen« und »Diätdrinks«. Darüber hinaus aber will dieses Buch vor allem seinen Lesern einen Einstieg in die gesunde Ernährung bieten. Denn nur die Umstellung der Eßgewohnheiten kann auf Dauer einen schönen Körper, einen wachen Geist, Gesundheit und allgemeines Wohlbefinden gewährleisten.

Der »Selbstmord mit Messer und Gabel« nimmt bedrohliche Formen an. Und der bundesdeutsche Ernährungsbericht 1988 spricht von einer nicht ausreichenden Versorgung der Bürger mit essentiellen Nährstoffen und von viel zu wenig Ballaststoffen.

Da muß etwas getan werden, und zwar sofort und in Ihrer Küche. Hier möchte Ihnen die Thermomix-Diätmethode helfen.

In diesem Buch finden Sie viel Wissenswertes aus dem Bereich der Lebensmittelkunde und einen umfassenden Rezeptteil, mit dem Sie auf gesunde und schmackhafte Weise überflüssige Pfunde beseitigen können. Mit der schnellen und schonenden Speisenzubereitung im Thermomix wird sogar das Abnehmen ein Vergnügen.

Wir wünschen Ihnen mit Ihrem Thermomix-Diätprogramm einen vielversprechenden Start in Richtung Idealgewicht und natürlich das dauerhafte Erreichen Ihres Zieles.

Vorwerk & Co. Thermomix GmbH
Norbert Ziesche

Lebensmittel – Mittel zum Leben

Um die Jahrhundertwende war die Auswahl der Lebensmittel begrenzt. Man aß, was im eigenen Garten wuchs, oder kaufte auf dem Markt, wo Klein- und Großbauern ihre Produkte je nach Jahreszeit frisch anboten. Wer aß schon vor 50 Jahren regelmäßig Bananen oder Orangen? Heute ist es aufgrund geeigneter Transportmittel möglich, Lebensmittel von entferntesten Orten der Erde nach Europa zu bringen.

Lebensmittel sind für den Menschen Mittel zum Leben, d. h. Mittel, die wir benötigen, um alle lebensnotwendigen Vorgänge im Organismus aufrechtzuerhalten. Da unser Organismus sehr komplexe und vielfältige Aufgaben zu erledigen hat, um gesund und voll leistungsfähig zu bleiben, muß auch unsere Ernährung komplex und vielfältig sein. Ein Lebensmittel ist dann als »gesund« zu bezeichnen, wenn es möglichst ganz, also komplett und naturbelassen ist.

Durch die immer weiter fortschreitende Technisierung ist es möglich geworden, Lebensmittel über Jahre hinweg haltbar zu machen, so daß man zu jeder Jahreszeit jedes Obst oder Gemüse kaufen kann. Sogar künstliche Lebensmittel werden heute produziert und vermarktet.

Innerhalb der letzten 30 Jahre ist so eine Branche entstanden, die ursprüngliche, ganzheitliche Lebensmittel zu Teilprodukten, Fertigprodukten und Präparaten verarbeitet und dabei ein ertragreiches Geschäft mit unserer »Gesundheit« gemacht hat. Werbefeldzüge wie
»...Naschen ist gesund« oder
»...der schlanken Linie zuliebe«
sollen den Verbraucher auf angeblich gesunde Produkte aufmerksam machen. In Wirklichkeit verschleiern sie aber nur den Begriff »Gesundheit«. Werbung erleichtert uns hierdurch nicht die Auswahl von Lebensmitteln, sondern erschwert uns die Suche nach tatsächlich gesunder Nahrung auf dem Markt.

Eine Rückbesinnung auf alte Zeiten kann uns helfen, eine sinnvolle Auswahl an Lebensmitteln zu treffen. Hauptnahrungsmittel waren früher Getreide, Kartoffeln, Gemüse und Obst. Die einfachen Bürger aßen volles Korn, geschrotet oder zu Mehl gemahlen, als Brot, Backwaren, Brötchen usw.. Chemische Pestizide und chemischen Dünger gab es noch nicht, und man mußte, um den Acker nicht unfruchtbar zu machen, jedes Jahr unterschiedliche Gemüsesorten anbauen. Der heute übliche Haushaltszucker (Raffinadezucker) wurde als Genußmittel — sprich Luxusgut — angesehen und äußerst sparsam verwendet. Fleisch und Fisch waren Mangelware und wurden nur sonntags oder zu Festlichkeiten auf den Tisch gebracht. Nachweislich gab es früher erheblich weniger Krankheiten, die durch eine falsche Ernährung verursacht wurden.

Das vorliegende Buch »**Die Thermomix-Diät-Methode**« soll Ihnen dabei helfen zu erkennen, welche Lebensmittel als gesund einzustufen sind. Übergewicht ist nicht angeboren, sondern entsteht oft allein durch Unkenntnis über die richtige Ernährung. Die meisten Zivilisationskrankheiten lassen sich heute auf eine falsche Ernährung zurückführen. Die oft zitierten Extrapfunde sollten also nicht nur aus optischen Gründen, sondern vor allem der Gesundheit zuliebe abgebaut werden.

Anna Rüdel, Dipl. oec. troph.

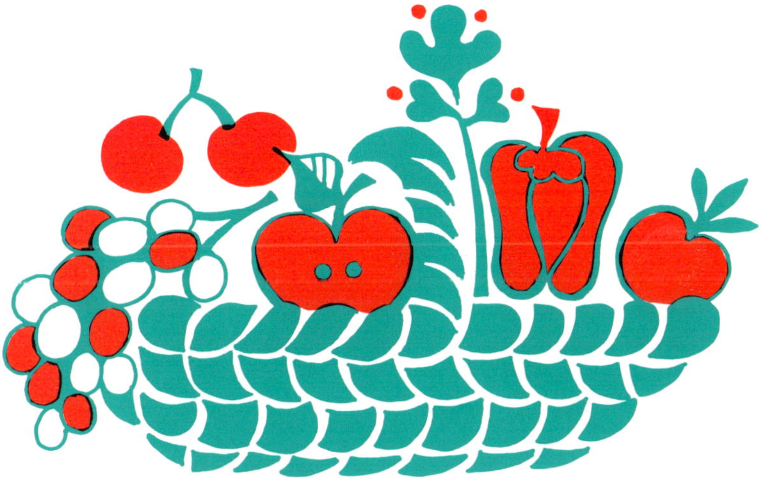

Die Thermomix-Diätmethode

Heute können wir fast das ganze Jahr lang Erdbeeren, Orangen oder Kiwis essen. Nichts gibt es, auf das wir verzichten müssen, wenn uns danach gelüstet. Noch nie war ein warmes Essen so schnell zubereitet. Die Mikrowelle, die Fertigpackungen, die Tiefkühltruhe machen es möglich.
Und was bedeutet Essen Ihnen? Moderne Industrienahrung oder naturbelassene Speisen?
Genuß oder Mittel zum Zweck? Was auch immer, zwischen Haute Cuisine und Fast Food präsentiert sich uns eine unendliche Vielfalt und Bandbreite. Unsere Kids haben die freie Wahl zwischen Doppel-Burger, Chips aus der Tüte oder der Lila Pause. Konsumiert wird im Übermaß und ohne Unterlaß. Wie anders lebten da unsere Vorfahren. Nur das kam auf den Tisch, was der Bauer oder der eigene kleine Garten hergab. Fleisch gab es nur an Sonn- und Feiertagen. Wir sollten uns wieder daran erinnern. Doch auch die guten, alten Zeiten hatten ihre Probleme, wenn es uns auch heute sehr romantisch vorkommt, die eigenen Kartoffeln zu ernten und vom Bio-Bauern die warme Milch abzuholen.

Der Mensch ist, was er ißt, philosophierte Ludwig Feuerbach. Und je stärker die zivilisatorischen Errungenschaften den Kampf um das tägliche Brot in eine Qual der Wahl verwandelten, desto ausgefallener und entarteter wurden auch unsere Essensgewohnheiten.
Wir verlangen viel und wollen alles.

Ein Heer von Spezialisten und Aposteln versuchten uns davon zu überzeugen, daß alles, ob aus der Dose, der Tüte, dem Tiefkühlfach, gesund, kalorienarm, schmackhaft und überhaupt optimal ist. So sind die meisten Verbraucher im Supermarkt ganz schön überfordert. Was kann man glauben, was soll man nehmen? Außerdem, was für ein Anachronismus, in dieser Zeit des Schlemmens, wurde Schlanksein zum Muß.

Immer noch gilt der Satz, daß man nicht reich und nicht dünn genug sein kann. Diät wurde zum Lebensrezept. Obwohl das Wort nichts mit Reduktionskost zu tun hat, sondern ursprünglich gesunde Lebensweise meint. Die Haupternährungsmittel waren früher Getreide, Kartoffeln, Gemüse und Obst. Der Bürger aß Vollkorn, geschrotet oder zu Mehl gemahlen. Daraus backte er sein Brot und seinen Kuchen. Chemische Pestizide und chemischen Dünger gab es noch nicht, und er mußte, um den Acker nicht unfruchtbar zu machen, Jahr für Jahr unterschiedliche Gemüsesorten anbauen, wechseln zwischen Rüben-, Kartoffeln- oder Kornanbau. Zucker gab es nur selten. Er war eine Kostbarkeit. Außerdem bewegten sich unsere Vorfahren viel mehr, rauchten und tranken weniger, hatten weniger Streß, und die Umwelt war natürlich auch viel sauberer und trotzdem wollen wir nicht mit ihnen tauschen.

Wir leben heute in einem Land, in dem Milch und Honig fließen. Versuchen wir uns jedoch zu erinnern, wie man sich einst, wenn auch gezwungenermaßen, gesund ernährte, auf was sich unser Körper eingerichtet hat in den Jahrtausenden seiner Menschheitsgeschichte.

Dieses Buch basiert auf den guten Erfahrungen aus der Vergangenheit. Alle unsere Rezepte bestehen vor allem aus Lebensmitteln, die gesund und ursprünglich sind.

Übergewicht beruht fast immer auf einer falschen Ernährung. Die meisten Zivilisationskrankheiten auch. Beides in den Griff zu bekommen, die alten Traditionen mit den neuesten Erkenntnissen pflegen, das möchte dieses Buch, und das erreichen Sie mit der »Thermomix-Diätmethode«.

Die Thermomix-Diätmethode – Essen mit Genuß, Essen ohne Verzicht, eine ganz und gar gesunde Lebensweise.

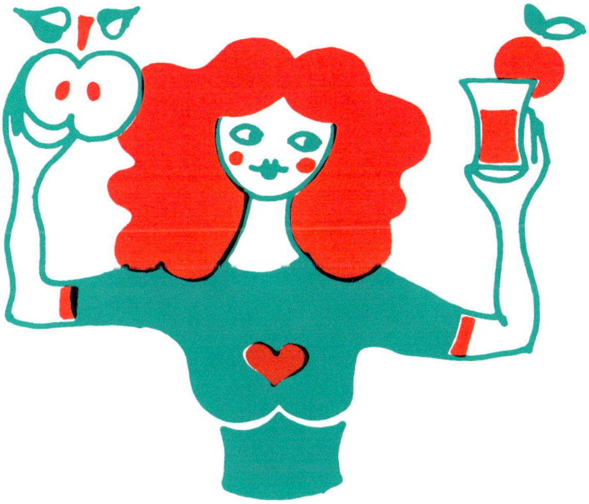

Kapitel 1

Unsere Ernährung – unsere Krankheit?

Wir sagten es schon, das Wort Diät hat in seiner ursprünglichen Bedeutung nichts mit dem zu tun, wie es heute meist mißbräuchlich benutzt wird. Diät kommt vom griechischen »diaita« und heißt soviel wie Lebensweise, Lebensordnung.

Bei einer vertrauenswürdigen Diät, wie sie unsere »Thermomix-Diät« ist, ist das Allerwichtigste die gesunde, ausgewogene Ernährung des Körpers. Und wenn man dann noch etwas kalorienbewußt kocht, mixt und ißt, dann wird das Idealgewicht nicht lange auf sich warten lassen.

Vorsicht vor den unzähligen Diäten, die Ihnen vor allem im Frühling präsentiert werden. Jede Zeitung, jede Zeitschrift kommt mit einer sensationellen »Wunder-Diät«, mit der man angeblich täglich die Kilos verliert. Viele dieser Diäten sind sogar gefährlich. Der Erfolg, die schmelzenden Pfunde, ist meist von kurzer Dauer. Kaum ist man zu seiner normalen Lebensweise zurückgekehrt, schon beginnt der Rock wieder zu kneifen.

Wenn Sie Ihr Gewicht wirklich dauerhaft in den Griff bekommen wollen, wenn Sie eingesehen haben, wie sehr es Ihr Körper übelnimmt, wenn Sie ständig zwischen Über- und Idealgewicht schwanken, dann wählen Sie eine Diät, die Ihre Lebensform, Ihre Essensgewohnheiten umstellt.

Heute haben fast 70% aller Erwachsenen in unserem Land echte Gewichtsprobleme. Daran ist unsere Überflußgesellschaft schuld. Aber auch psychische Probleme oder schlechte Gewohnheiten haben Einfluß auf Ihr Eßverhalten.

Hier einige der wichtigsten Ursachen für Übergewicht und unschöne Fettröllchen.

Eßsucht

Als Kind bekamen wir einen Keks zur Belohnung, ein Eis, wenn wir brav waren. Das hat sich so eingeprägt, daß wir bald gar nicht mehr ohne diese kleine Streicheleinheit sein können.

Egal ob wir uns freuen oder traurig sind, Essen tröstet, Essen belohnt, Essen gleicht Spannungen aus, baut Frust ab. Wer merkt, wie abhängig er vom Essen ist, hat bereits einen großen Schritt getan, um diese Sucht in den Griff zu bekommen. Besonders während der Pubertät neigen Mädchen dazu, sich falschen Eßgewohnheiten hinzugeben. Die einen essen ohne Unterlaß, die anderen hungern bis zum Zusammenbruch. In beiden Fällen ist dies ein Hilferuf, sind die Mädchen von der Angst beherrscht, erwachsen zu werden. Fettleibigkeit und Eßsucht sind fast immer ein Symptom einer psychischen Labilität und Störung. Wie heißt es so schön: Essen ist die Sucht der Braven! Man schluckt seine Wut, den Kummer, die Angst herunter, wehrt sich nicht, flieht an den Kühlschrank und zur Schokolade.

Psychische Belastungen

Vor allem bei dem stärkeren Geschlecht, bei den Männern findet man die sogenannten »Streß-Esser«. Er muß »seinen Mann stehen«, er muß groß und stark werden bzw. sein. Das sind Denkmuster, die unnötiges Essen natürlich rechtfertigen und entschuldigen. Wenn die Spannungen unerträglich werden, greifen darum viele Männer zur Speisekarte. Essen entspannt, lenkt ab, gibt ein Gefühl der Geborgenheit. Unbewußt ist das Essen vor allem durch das Kauen, das »Verschlingen« ein aggressiver Akt und entschädigt so für nicht gesellschaftsfähige Streß-Reaktionen: das Fliehen oder Standhalten, das Kämpfen, das unsere Urväter noch offen ausleben durften. Das maßlose Essen, der Tisch im Restaurant, das ist die Nische, wo der gestreßte Geschäftsmann seine Kontrolle über sich aufgeben darf. Dabei läuft er allerdings in eine Falle. Übergewicht demonstriert längst nicht mehr das 50er-Jahre-Ideal »Wir sind wieder wer im Wirtschaftswunderland«, sondern demonstriert heute immer auch »Machtlosigkeit«, die eigene Kapitulation vor fetten Soßen, zuviel Fleisch, zu vielen Drinks.

Fettzellen

Einmal dick, immer dick? Etwas Wahres ist dran, denn die einmal gebildete Fettzelle bleibt Ihnen ein Leben lang erhalten.
Sie können die Fettsubstanz der Zellen abbauen. Die Zelle bleibt jedoch und wartet wie ein leerer Beutel darauf, endlich wieder Fett speichern zu können.

Falsche Ernährung

Auch Menschen ohne große Probleme, ganz gesunde, fröhliche Bürger sammeln überflüssige Pfunde an. Hier liegt die Schuld fast immer in einer falschen Ernährung. Es ist ja alles da. Nie wurden wir so zum Essen, zum Genießen verführt wie heute. Schnell mal eine Pizza, eine Praline, ein Wurstbrot, Knabbergebäck beim Fernsehen — und schon ufern die Pfunde aus. Unser Gehirn erhält keine Chance, uns zu signalisieren, daß wir längst satt sind. Die Folge: Wir essen immer und zuviel.

Mythos Schlankheit

Das Schönheitsideal unserer Tage ist und bleibt nun einmal schlank. Besonders die Frauen werden tagtäglich mit Schlagzeilen, Aufforderungen und Gruselmärchen bombardiert.
Wer nicht schlank ist, ist nicht schön, macht keine Karriere, ist nicht begehrenswert, wird nicht geliebt. So stehen viele Frauen unter schweren Zwängen, versuchen mit Gewalt schlank zu werden,

zu bleiben, obwohl zu ihnen die Jungmädchenfigur gar nicht paßt. Das Gefühl für den eigenen Körper ist ihnen abhanden gekommen. Ihr Selbstbewußtsein hat einen Knacks bekommen. Ihr Körpergefühl ist gestört. Denn übertriebener Schlankheitswahn ist genauso schädlich wie Fettleibigkeit. Sie neigen zur Magersucht, dem Gegenteil der Eßsucht. In Amerika nennt man sie die »No-Lunch-Frauen«, Frauen, die nie Mittag essen. Auch für diese Frauen ist dieses Buch eine echte Hilfe und Stütze, weist ihnen die »Thermomix-Diätmethode« einen Weg aus dem Dilemma hin zu einer gesunden Lebensweise, einem schönen, schlanken, straffen Körper.

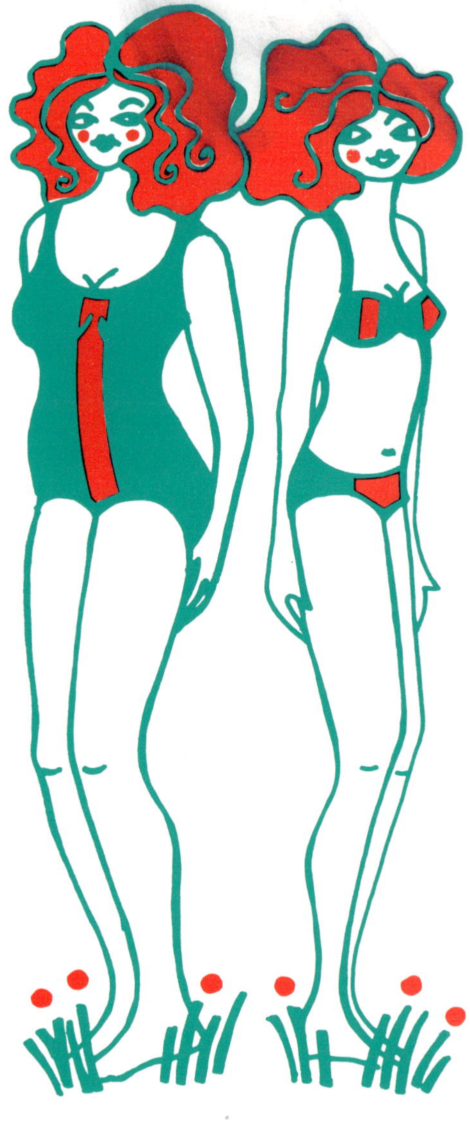

Die Folgen des Übergewichts

Der Körper und die Seele werden durch die wogenden Pfunde belastet.
Ein Arzt hat einmal einen sehr drastischen Vergleich gebracht: Wer einmal erleben will, wie der Körper unter dem Fett leidet, der sollte einen ganzen Tag lang ohne Unterlaß zwei Eimer voll Wasser mit sich herumtragen... Schon bald fangen die Knochen an zu schmerzen. Sie müssen schwer atmen, die Last drückt aufs Herz, belastet die Wirbelsäule und strapaziert die Gelenke.
Nicht umsonst propagieren heute die Krankenkassen Kurse zur gesunden Ernährung.
Sie wissen genau, wieviel Geld die ernährungsbedingten Krankheiten verschlingen und kosten.
Die Abwehrkraft ist bei Übergewichtigen und Menschen, die sich falsch ernähren, drastisch herabgesetzt. Die biologische Qualität der Ernährung muß stimmen, damit das Immunsystem des Körpers perfekt arbeiten kann. Sonst sind Sie für alle Krankheiten vom Schnupfen bis hin zu schweren Leiden anfälliger und ein leichtes Opfer.

Wer seine Ernährung umstellt, sie bewußt nach den Gesichtspunkten der Thermomix-Diätmethode aufbaut, wird widerstandsfähig, beugt Krankheiten vor und sorgt natürlich auch dafür, daß bereits entstandene Schäden ausgeglichen werden.
Mit einer gesunden Ernährung wird der Heilungsprozeß in jedem Fall beschleunigt.

Und damit Sie selber sehen, in welche Gefahr man sich begibt, wenn man sich falsch ernährt, hier eine Übersicht über ernährungsbedingte Krankheiten:

Ernährungsabhängige Krankheiten und ihre Ursachen (soweit erforscht)

Krankheit	**Krankheitsbild**	**Ursachen**
Adipositas	vermehrte Körperfettzellen (10-20% über Normalgewicht)	übermäßige Kalorienzufuhr, meist Unterversorgung mit Vitaminen, Mineralien, Ballaststoffen, Bewegungsmangel
Diabetes mellitus	erhöhte Blutzuckerwerte	vererbte oder durch äußere Faktoren verursachte Stoffwechselerkrankung
Typ I	erhöhte Blutzuckerwerte	durch Virusinfekte ausgelöst; dominierend sind hierbei Viren, die Mumps, Röteln, Masern und Coxsackie auslösen.
Typ II	erhöhte Blutzuckerwerte	erblich und im wesentlichen durch langanhaltende Überernährung und Fettsucht verursacht; tritt meist im Alter zwischen 50 und 60 Jahren auf.
Gicht	Gewebe- und Knochenveränderungen, Gelenkleiden	übermäßige Energieaufnahme, hohe Purinzufuhr, hoher Zuckerkonsum, übermäßiger Genuß alkoholischer Getränke
Harnsäuresteine	Kristallbildung durch hochkonzentrierten Harn (Koliken)	erhöhte Konzentration steinbildender Substrate, erhöhte Purinzufuhr, pH-Wertverschiebung der Harnwerte; andere Stoffwechselstörungen und Grundkrankheiten steigern die Ausscheidung harnsteinbildender Substanzen.
Ateriosklerose, in Folge: Herzinfarkt, Hirninfarkt, Hirnblutung (Zivilisationskrankheit Nr. 1)	Verdickung und Verhärtung der Aterien durch Bindegewebswucherung und Verkalkung	überhöhte Aufnahme von Cholesterin, erhöhte Fett-Eiweißzufuhr, Rauchen, Bewegungsmangel, psychische Belastung.
Essentielle Hypertonie	Bluthochdruck	erbliche Disposition, erhöhte Kalorienzufuhr, erhöhte Natriumzufuhr, Unterversorgung mit Magnesium und Kalium, Bewegungsmangel, soziale und psychische Einflüsse.

Krankheit	Krankheitsbild	Ursachen
Erkrankungen der Verdauungsorgane (soweit Bezüge zur Ernährung Alkohol- oder Genußmittel-mißbrauch nachweisbar)	Magen, Darm, Leber, Gallenwege, Bauchspeichel-drüse (Entzündungen, Leistungseinschränkung u. a.)	individuelle Lebensmittelunverträglichkeiten. Häufigste Intoleranzen: Hülsenfrüchte, Gurkensalat, frittierte Speisen, Kohlarten, CO_2-haltige Getränke, fette Speisen, süße und fette Backwaren u. a.
Mastdarm-, Dickdarm- und Brustdrüsenkrebs (u. E. auch andere Krebserkrankungen)	Tumorbildung durch Entartung der Zellen	Ursachen sind nicht in Einzelheiten erforscht. Der krebskranke Organismus unterliegt einer komplexen Stoffwechselstörung und nach Kretz bietet eine solche Dysfunktion ein »Tumormilieu« in dem Krebszellen alles vorfinden, um sich schnell zu vermehren. Zabel hat durch die Behandlung Krebskranker mit zusätzlichen Ernährungstherapien wichtige Erkenntnisse gewonnen: ● übermäßige Nahrungszufuhr schadet ● große Anteile an vegetabiler Frischkost und Vollkornnahrung sind vorteilhaft. ● Raffinadezucker ausschließen ● übermäßige Eiweißzufuhr schadet und belastet ● Fleisch und Fleischwaren ausschalten ● geringer Fettgehalt der Nahrung wünschenswert.
Allergische Krankheiten (mit Bezügen zu nutritiven Allergenen)	Hautausschlag, Hautrötung, Asthmaanfälle	Nahrungsallergene: Nahrungsinhaltsstoffe, die bei genetisch disponierten Individuen allergische Reaktionen auslösen. Kuhmilchprotein, Hühnereiprotein, Fischprotein, Zerealien, Mehle, Kleie, Zitrusfrüchte, Gewürze, Kräutertee
Zahnkaries, Parodontose	Zahnlöcher, Zahnfleischblutung, Zahnstein	überhöhte Zuckerzufuhr durch Süßwaren, Getränke, Konfitüren, Backwaren und raffinierten Haushaltszucker, auch Honig. Unterversorgung mit Mineralien und Spurenelementen.

Wir können und wollen nicht zu viele Hoffnungen wecken. Die gesunde Ernährung kann natürlich nicht jede Krankheit heilen. Sie kann wohl aber den Krankheitsverlauf beeinflussen.

Dieses Buch will vor allem denjenigen helfen, die unter Übergewicht leiden, die vielleicht sogar zur Fettsucht neigen. Hier liegt wirklich der Schlüssel zu vielen, vielen Leiden. Es wäre doch schade, wenn aus Unwissenheit oder Bequemlichkeit, aus Ignoranz oder falschem Stolz diese Chance verpaßt würde, ein gesundes, glückliches, bewußtes Leben zu leben, ein Leben voller Energie, Aktivität und Abwechslung. Denn das können wir Ihnen versprechen, es lebt sich leichter ohne überflüssige Pfunde.

Wir stellen Ihnen jetzt das gesunde, vollwertige Thermomix-Ernährungskonzept vor, mit dem Sie Ihr Gewicht reduzieren und halten können.

Kapitel 2

Kleine Fachsimpelei für Fortgeschrittene

Viele Diäten, z. B. die so propagierten Eier-, Kartoffel- oder Fischdiäten, versuchen mit einem einseitigen Nahrungsangebot das Gewicht zu reduzieren. Ihre Nährstoffbilanz ist unausgewogen, so daß Mangelerscheinungen auftreten, während der gewünschte dauerhafte Erfolg ausbleibt. Diese Gewaltkuren vernachlässigen zudem ein wichtiges Element: Sie lernen nicht, sich aus der Vielzahl der Nahrungsmittel sinnvoll, körpergerecht zu bedienen. Doch nur das ist der Weg, der zu einem gesunden Körper führt.

Was ist nun das »**Idealgewicht**«?

Zur Berechnung gibt es eine Regel, den sog. Broce-Index. Demnach liegt das Idealgewicht 10% unter dem sog. Broce-Index (Körperlänge weniger 100 in kg). Liegt Ihr Gewicht 10-20% über dem Broce-Index, also über dem Normalgewicht, haben Sie Übergewicht. Weniger als die »Idealzahl« sollte uns jedoch der Idealkörper beschäftigen, und das ist der Körper, der harmonische Ausstrahlung hat, dem nicht jedes Fettpolster, das ihm Geschmeidigkeit gibt, abgehungert ist, in dem Sie sich wohlfühlen, der zu Ihnen paßt, in dem Sie sich gerne bewegen, der gesund ist und Ihnen durch optimale Nährstoffauswahl die Energie gibt, die Sie brauchen.

Die **Energie**, die Ihr Körper täglich braucht, können Sie nach folgenden Formeln annähernd berechnen:

Kcal-Energiebedarf pro Tag		
bei Bettruhe	=	kg Normalgewicht x 26-28
bei leichter körperlicher Tätigkeit	=	kg Normalgewicht x 28-32
Bei mittlerer körperlicher Tätigkeit	=	kg Normalgewicht x 36-38

Wollen Sie die kcal-Werte in Joule (kJ) ausdrücken, multiplizieren Sie sie mit 4,2 (1 kcal = 4,184 kJ). Vielleicht überlegen Sie einmal, wieviel Kalorien Sie im Schnitt bisher täglich zu sich genommen haben. Unsere Nährwerttabelle kann Ihnen dabei helfen. Um wirklich Übergewicht abzubauen, sollten Sie während der Diät ca. 1000 kcal pro Tag weniger essen als bisher.

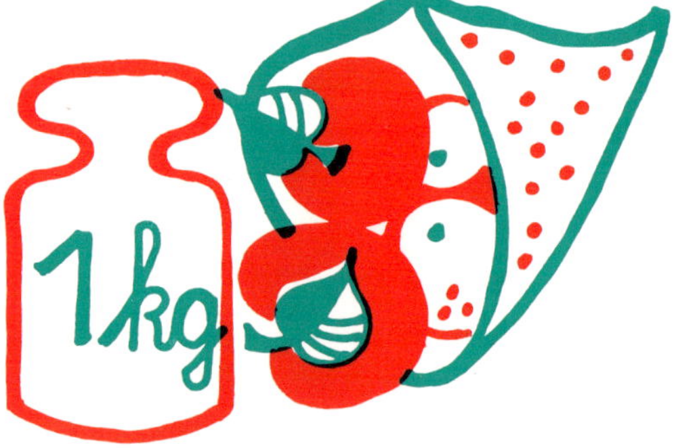

Nährstoffe, Vitalstoffe, Ballaststoffe und Wasser,

das sind die Stoffe, aus denen sich unsere Nahrung zusammensetzt. Die Bestandteile der Nahrung lassen sich nach ihrer Beschaffenheit und Funktion einteilen in

Eiweiß
Kohlehydrate
Ballaststoffe
Fette
Vitamine
Mineralstoffe
Spurenelemente
Wasser

Die Nährstoffe Kohlehydrate und Fett und der Baustoff Eiweiß sind energieliefernde Substanzen, bei deren Umsetzung im Körper Körperwärme gebildet wird. Fett hat mit 9,3 kcal/g den höchsten Brennwert, Kohlehydrate und Eiweiß haben mit je 4,1 kcal/g nur knapp die Hälfte. Mineralstoffe, Spurenelemente und Vitamine liefern dem Körper weder Wärme noch Energie, sie helfen ihm aber, die Bau- und Nährstoffe zu verarbeiten und den Zellen zuzuführen.

Eiweiß

Eiweiß oder Protein enthält Kohlenstoff, Wasserstoff, Sauerstoff und als einziger Nährstoff auch Stickstoff und oft auch Schwefel und Phosphor. Aufgebaut sind die Proteine aus Aminosäuren, das sind verhältnismäßig einfache stickstoffhaltige organische Verbindungen, von denen Hunderte und mehr in kettenförmiger Anordnung die Eiweißkörper bilden. Der Körper besteht zu einem großen Teil aus solchen Aminosäuren, so daß das Eiweiß in erster Linie als Baustoff dient. Es kann allerdings auch zur Energiegewinnung verbrannt werden.

Daß Proteinstickstoff täglich im Harn ausgeschieden wird, belegt, daß im Körper dauernd Abbau- und Umbauvorgänge an den Zellen stattfinden. Aminosäurehaltiges Körpermaterial geht auch dauernd durch Hautschüppchen, Haare und Nägel verloren. Zudem werden Aminosäuren für den Aufbau von Abwehrstoffen, Enzymen, Fermenten und Hormonen benötigt.

Damit der Körper störungsfrei funktionieren kann, sollte er am Tag etwa 0,8 g Eiweiß pro kg Körpergewicht erhalten. Zwar gibt es viele eiweißreiche Nahrungsmittel, wie Milch, Eier, Käse, Fleisch, Fisch, Soja, Getreide, Nüsse, Kartoffeln, Hülsenfrüchte ..., aber nicht alle in der Nahrung vorkommenden Eiweißstoffe enthalten alle zur Bildung von menschlichem Eiweiß erforderlichen Aminosäuren. Der Körper kann nämlich einige Aminosäuren nicht selbst aufbauen, das sind die unentbehrlichen oder essentiellen Aminosäuren, und die müssen ihm mit der Nahrung zugeführt werden. Wir unterscheiden darum zwischen vollwertigem Eiweiß, das alle für den Menschen notwendigen Aminosäuren enthält, und nicht vollwertigem Eiweiß, dem die eine oder andere essentielle Aminosäure fehlt. Eine vom Körper fast zu 100% verwendbare Aminosäurezusammensetzung haben z. B. Eier, Kartoffeln, Rindfleisch. Sojabohnen bringen es dagegen nur auf etwa 70%, weil die Aminosäure Methionin fehlt, Weizenmehl bringt es nur auf 50%, weil Lysin fehlt. Die einzelnen Eiweiße lassen sich jedoch geschickt kombinieren, um die Verwertbarkeit zu erhöhen. Kombiniert man Reis mit Bohnen, wird das Manko an Lysin beim Reis durch den Überschuß aus den Bohnen kombiniert, während das Zuviel an Methionin durch den Mangel bei den Bohnen ergänzt wird. Weitere günstige Verbindungen sind Ei + Kartoffeln, Ei + Soja, Milch + Weizen, Ei + Reis.

Die erforderliche Eiweißmenge ist auch abhängig von der sonstigen Kalorienzufuhr. So wirkt eine kohlehydratreiche Kost eiweißsparend, während bei fettreicher Nahrung der Eiweißumsatz steigt.

Kohlehydrate

Kohlehydrate liefern uns alle Nahrungsmittel aus dem Pflanzenreich, also Obst, Gemüse, Getreide, Reis, Kartoffeln in unterschiedlicher Menge.
Kohlehydrate bestehen aus Kohlenstoff, Wasserstoff und Sauerstoff. Sie sind die wichtigsten Brennstoffe und Energielieferanten des Körpers.
Zu den Kohlehydraten zählen der einfach aufgebaute Traubenzucker, der sofort ins Blut übergeht, ebenso wie komplexere Kohlehydrate, die in Form von Stärke in Getreide, Kartoffeln und Reis enthalten sind. Stärke wird zu Traubenzucker abgebaut. Dieser wird in der Leber zu Glykogen umgewandelt und gespeichert. Je nach Energiebedarf wird Glykogen wieder zu Traubenzucker abgebaut und verbraucht. Bekommt der Körper mehr Kohlehydrate, als er für seine Funktionen braucht, wird der Überschuß als Depotfett gespeichert. Wenn Sie auf Ihr Gewicht achten, ist es nicht gleichgültig, welche Kohlehydrate Sie essen und womit Sie sie kombinieren. Brot und Bohnen bewirken beispielsweise nur einen geringen Blutzuckeranstieg. Während Milchprodukte alleine den Glukosegehalt kaum erhöhen, steigt er rapide an, wenn wir Käse mit Brot essen. Müslikost, also hochwertige Kohlehydrate, verbessert die Ausdauer bei sportlicher Leistung und Arbeit im Vergleich zu fettreicher Milchkost um mehr als 10%.

Zu Ruhm und Ehren gelangt in zunehmendem Maße eine besondere Form der Kohlehydrate: die unverdaulichen Kohlehydrate oder

Ballaststoffe

Es handelt sich um die Zellulosefasern, die die Wände der pflanzlichen Zellen bilden und in Pflanzenkost, insbesondere in Samenschalen, der Randschicht von Getreidekörnern, reichlich vorkommen. Diese Ballaststoffe oder Faserstoffe enthalten keine Nährstoffe, haben keine Kalorien, keine Vitamine oder Mineralstoffe, werden im Körper nur zerkleinert und unverdaut wieder ausgeschieden. Dennoch machen sie sich in der Ernährung sehr verdient. Sie regen nicht nur die Verdauung an, sie geben auch ein Gefühl der Sättigung, machen dabei nicht dick und beugen Magen- und Darmkrebs vor.

Fette

Fette enthalten Kohlenstoff, Wasserstoff und Sauerstoff, wie die Kohlehydrate, sind aber ganz anders aufgebaut. Sie bestehen aus Fettsäuren und Glycerin. Im Unterschied zu den Kohlehydraten, die sofort zur Energiegewinnung genutzt werden, sind Fette die wichtigste Energiereserve des Körpers. Sie haben weiterhin Stütz- und Polsterfunktion für Organe, werden für die Aufnahme fettlöslicher Vitamine (A, D, E) in der Darmwand gebraucht und versorgen uns mit den mehrfach ungesättigten Fettsäuren. Der Körper braucht also Fett, aber er braucht meist viel weniger Fett, als wir ihm zuführen. Ca. 70 g reichen nach Meinung von Ernährungsexperten aus, aber oft bekommt der Körper das Doppelte. Die unmittelbaren Folgen der Übermenge können wir am eigenen Leib in Zentimetern und Kilogramm erfahren. Fett macht aber nicht nur dick, es kann auch Herzinfarkt, Herzgefäßerkrankungen und Krebs begünstigen.
Verantwortlich für diese Schattenseiten sind die gesättigten Fettsäuren. Es ist nicht besonders schwer, sie zu meiden, wenn es um sichtbare Fette geht, also um Kochfett, Bratfett, Speck, den Fetträndern an Fleisch und Wurst. Hüten müssen wir uns vor allem vor den versteckten Fetten, die wir nicht sehen und die in Fleisch, Vollfettkäse, Mayonnaise, Sahne, Nougatcreme, Pommes frites, Kartoffelchips, etc. reichlich lauern. Achtung auch vor den Trans-Fettsäuren. Sie entstehen bei der chemischen Härtung von Fetten. Diese industriebearbeiteten, gehärteten Fette finden sich in Margarine, Backfetten, mit gehärteten Fetten hergestellten Nahrungsmitteln, Backwaren, Puddingprodukten, Süßigkeiten. Als Streichfett sollten Sie daher Butter verwenden. Sie hat zwar einen hohen Cholesteringehalt, enthält aber nur 5% Trans-Fettsäuren im Gegensatz zu Margarine mit 50%. Trans-Fettsäuren verhindern die Nutzung der »guten« essentiellen Fettsäuren, führen zu einer Veränderung des Aufbaus und der Durchlässigkeit der Zellmembranen.

Nun zu den mehrfach ungesättigten Fettsäuren, den essentiellen Fettsäuren, die der Körper nicht synthetisieren kann. Sie erfüllen im Körper wichtige Aufgaben, sie sind an der Bildung der Zellmembranen beteiligt, verhindern bestimmte Krankheitserscheinungen (Herzkrankheiten, Hautekzeme, Ödeme), haben blutdrucksenkende Funktion, schützen den Magen-Darmtrakt. Essentielle Fettsäuren finden sich vor allem in Sonnenblumenöl, Sojaöl, Maiskeimöl, Distelöl, Fischöl. Essentielle Fettsäuren sind z. B. die Linolensäure und die Linolsäure. Daß die Linolsäure zunächst als Vitamin F bezeichnet wurde, deutet darauf hin, daß die essentiellen Fettsäuren eine Stellung einnehmen, die über die von Brennstofflieferanten hinausgeht. Sie sind, ähnlich wie Vitamine, Wirkstoffe im Körper, die seine Funktionen unterstützen und fördern. So spielt das »Pseudovitamin« F für den Hautstoffwechsel eine wichtige Rolle, beugt Ekzemen vor und gibt glatte, schöne Haut.

Bedarfsdeckung Nahrungsfett:

Aus diesen Ausführungen ist der Schluß zu ziehen, daß wir vornehmlich hochwertige Pflanzenöle als Zubereitungsfett zum Braten, Backen und für Salate nutzen sollten. Als Streichfett möchten wir Butter empfehlen.
Der Mengenbedarf an Fett ist natürlich abhängig vom individuellen Energieverbrauch. Bei leichter bis mittelschwerer Arbeit sollte die Zufuhr bei 30% bis max. 35% der Gesamtenergieaufnahme liegen.
Die Bedarfsdeckung sollte aus 1/3 Streichfett, 1/3 Zubereitungsfett und 1/3 verstecktem Fett (Wurst, Käse usw.) erfolgen.

Fettsäurezusammensetzung Nahrungsfette

Fett	Gesättigte Fettsäuren in %	einfach ungesättigte Fettsäuren in %	mehrfach ungesättigte Fettsäuren in %
Kokosfett	80 — 85	7 — 10	2 — 8
Butter	56 — 70	20 — 30	2 — 14
Schmalz	30 — 40	45 — 55	5 — 15
Olivenöl	9 — 11	84 — 86	4 — 7
Erdnußöl	17 — 19	50 — 68	22 — 28
Sonnenblumenöl	10	25 — 35	55 — 65
Baumwollsamenöl	23 — 27	15 — 40	50 — 55
Sojaöl	12 — 14	22 — 25	50 — 55
Maiskeimöl	10 — 13	23 — 30	56 — 60
Distelöl	10 — 12	8 — 10	70 — 80
Leinöl	5 — 8	15	15 — 18

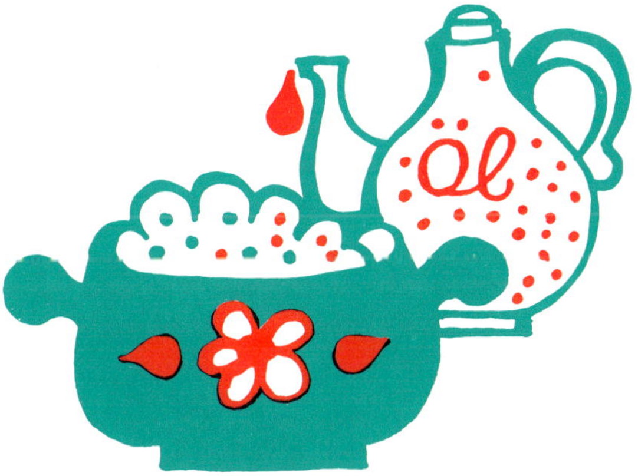

Vitamine

sind Wirkstoffe, die der Körper täglich mit der Nahrung aufnehmen muß. Sie sind am Aufbau von Enzymen beteiligt und für einen geregelten Stoffwechsel und die Gesunderhaltung des Körpers unentbehrlich.
Entdeckt wurden die Vitamine meist aufgrund von Krankheiten, die durch ihr Fehlen und einen Mangel auftraten. Heute sieht man Vitamine in einem neuen Licht. Es geht nicht mehr allein darum, Vitaminmangelkrankheiten zu verhindern. Mangelerscheinungen sind bei einer ausgewogenen Ernährung selten, allerdings können einseitige Diäten und Fehlernährung auf Kosten einer ausreichenden Vitaminversorgung gehen. Von besonderem Interesse ist heute, daß viele Körperfunktionen erst dann optimal verlaufen, wenn der Blutspiegel der Vitamine höher liegt als bisher angenommen. Daß der Bedarf bei Heranwachsenden, Schwangeren, Stillenden und bei Krankheit erhöht ist, wissen wir längst. Angesichts der zunehmenden Umweltbelastung werden vor allem für oxidationshemmende Vitamine (E und C) höhere Werte angesetzt als früher.

Eingeteilt werden die Vitamine in fettlösliche und wasserlösliche Vitamine. Fettlösliche Vitamine können nur in Verbindung mit Fett vom Körper aufgenommen werden. Eine Übermenge an fettlöslichen Vitaminen kann im Körpergewebe gespeichert werden, so daß die Überdosierung Probleme bereiten könnte. Was der Körper an wasserlöslichen Vitaminen nicht benötigt, kann er mit dem Harn ausscheiden.

Fettlösliche Vitamine:

Vitamin A (Retinol)

Es wurde bereits 1909 als zweites Vitamin entdeckt. Es fördert gutes Sehen, die Regeneration von Haut und Schleimhäuten und die Widerstandskraft.
Bei Mangel: Nachtblindheit, Infektionsanfälligkeit.
Wer dauernd am Bildschirm arbeitet, braucht mehr Vitamin A.
Es ist enthalten in Lebertran, Leber, Fisch, Eigelb, Butter und Vollmilch.

Beta-Carotin

ist die Vorstufe von Vitamin A, aus der der Organismus das Vitamin aufbauen kann. Wer's kennt, der mag's, hieß es einmal in einer amerikanischen Vitamin-Fibel über Beta-Carotin, denn es hat den Nutzen von Vitamin A, und was der Körper nicht braucht, kann er problemlos ausscheiden. Beta-Carotin ist in Spinat, Karotten, Kohl, Aprikosen, Petersilie, in allen roten und gelben Pflanzen enthalten.

Vitamin D (Calciferol)

ist wichtig für die Knochen- und Zahnbildung. Enthalten in Fisch, Eigelb, Milch, Käse, Pflanzenöl, Weizenkeimöl, Hefe. Zur Heilung von Brüchen ist besonders viel Vitamin D erforderlich.

Vitamin E (Tocopherol)

Es ist das Zellschutzvitamin. Vitamin E schützt Fettsäuren (z. B. in den Zellwänden) und andere Vitamine (z. B. Vitamin A) vor Zerstörung durch Sauerstoff (Oxidation).
Es findet sich vor allem in Weizenkeimöl, Weizenkeimen, Samen, Nüssen und Vollgetreide.

Vitamin K

findet sich in grünen Pflanzen, Tomaten, Erdbeeren und spielt bei der Blutgerinnung eine bedeutende Rolle.

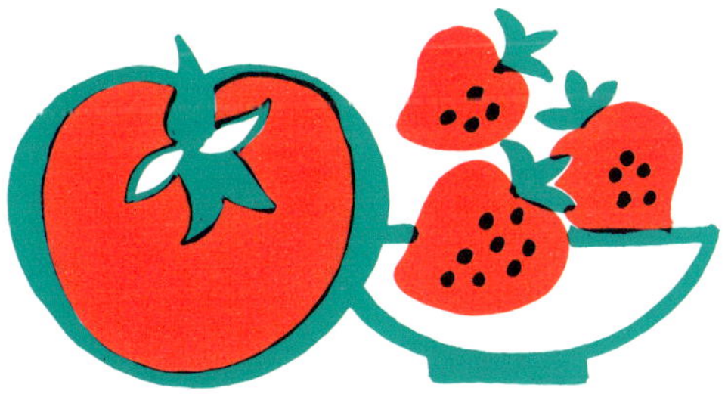

Wasserlösliche Vitamine:

Vitamin B_1 (Thiamin)

Man kennt es seit 1897, und damit ist es das am längsten bekannte Vitamin.
Es trägt zur Energiegewinnung und zur ordnungsgemäßen Funktion des Nervensystems bei.
Sein Bedarf ist bei körperlicher Belastung erhöht. Enthalten in Hefe, Weizenkeimen, Samen, Nüssen, Vollgetreide, Hülsenfrüchten, Fleisch.

Vitamin B_2 (Riboflavin)

sorgt für die Gesunderhaltung der Verdauungswege, für gesunde Haut, beeinflußt die Verwertung von Eiweiß, Fetten, Kohlehydraten günstig.
Enthalten in Käse, Ei, Leber, Hefe, Vollgetreide.

Vitamin B_6 (Pyridoxin)

B_6 verhindert Hautentzündungen, es ist wichtig für den Eiweißstoffwechsel. Müdigkeit und Nervosität können auf einen B_6-Mangel zurückzuführen sein. Enthalten in Hefe, Vollgetreide, Gemüse, Milch, Käse, Ei.

Vitamin B_{12} (Cobalamin)

Es ist an der Bildung der roten Blutkörperchen beteiligt und beugt Blutarmut vor. Strengste Vegetarier können Probleme mit der ausreichenden B_{12}-Versorgung haben, denn es kommt hauptsächlich in Käse, Ei, Leber, Fleisch und Fisch vor. Bei einem Mangel fehlen nicht nur die Sauerstoff transportierenden roten Blutkörperchen, auch die Zungenschleimhaut kann verändert sein.

Niacin

ist ebenfalls ein Vitamin der B-Gruppe. Sein Mangel kann sich in Hautveränderungen, Erkrankungen des Verdauungstraktes sowie Entzündungen der Schleimhäute ausdrücken. Es wirkt nicht nur durchblutungsfördernd, sondern ist auch am Aufbau von Eiweiß, Fett und Kohlehydraten beteiligt.
Niacin findet sich in Hefe, Vollkorn, Reis, Erdnüssen, Käse, Fleisch.

Pantothensäure

zählt auch zur B-Gruppe der Vitamine und sollte in jeder Körperzelle vorhanden sein. Sie unterstützt die Hautfunktionen und ist am Fettstoffwechsel beteiligt. Brennende Füße können ein Mangelsymptom sein.
In Vollgetreide, Hefe, Gemüse, Kartoffeln, Ei, Leber ist sie enthalten.

Folsäure

ebenfalls ein B-Vitamin, das für Wachstum und Zellteilung, für die Bildung und Reifung der roten Blutkörperchen benötigt wird. In grünem Blattgemüse, Käse, Ei, Vollgetreide und Milch ist sie zu finden.

Vitamin H (Biotin)

Biotin fördert den Hautstoffwechsel und sorgt für schönes Haar. Mit Milch, Käse, Ei, Gemüse, Vollkorn und Fleisch können Sie dieses Vitamin erhalten.

Vitamin C (Ascorbinsäure)

Es ist das wohl bekannteste Vitamin. Es wurde 1912 entdeckt und steht somit in der Entdeckungsgeschichte der Vitamine an dritter Stelle.
Vitamin C hat eine große Bedeutung für die Gesunderhaltung des Körpers. Es fördert die Abwehrkräfte, ist für Bindegewebe und Knochen unentbehrlich, es hemmt zellschädigende Oxidationsvorgänge im Körper. Müdigkeit, schlechte Wundheilung, Infektionsanfälligkeit sind einige Mangelsymptome.
Wer körperlich starker Belastung ausgesetzt ist, raucht, zu Entzündungen im Mund- und Rachenbereich neigt, sollte besonders auf ausreichende Vitamin C-Zufuhr achten.

Vitamin C unterstützt zudem die Eisenaufnahme.
In Früchten, insbesondere schwarzen Johannisbeeren, Hagebutten, Zitronen, Kiwi, Orangen, grünem Blattgemüse und Kartoffeln ist es enthalten. Bei den Äpfeln sind die besonders reich an Vitamin C, die nach Anschneiden nicht so rasch braun werden; das zeigt die oxidationshemmende Wirkung der Ascorbinsäure.

Freie Radikale — ein Fall für Vitamine

Als Begleiterscheinung der Stoffwechselvorgänge im Körper durch Strahlung, Medikamente, chemische Substanzen und auch Zigarettenrauch entstehen freie Radikale. Das sind aggressive Molekülbruchstücke, die sich beim Zusammentreffen von Sauerstoff und Fettsäuren, z. B. der Zellmembranen, bilden. Sie greifen die Zellwände im Körper an, reißen sie auf, dringen ins Zellinnere ein, stören so die Immunabwehr und fördern vorzeitiges Altern.
Abgefangen werden die Radikale von Vitamin E; es macht sie unschädlich und schützt so Zellen und Gewebe vor Zerstörung und Entartung. Bei diesem Rettungseinsatz erleidet das Vitamin E allerdings Schaden. Ihm eilt ein Vitamin-C-Molekül zu Hilfe und setzt es wieder instand.
Beim Kampf gegen die freien Radikale steht das Vitamin E also nicht allein. Auch das Beta-Carotin kämpft an seiner Seite gegen die Sauerstoffradikale und wehrt besonders die Radikale ab, die durch ultraviolette Strahlung entstehen.
Umweltbelastung, Ozonloch, das sind Einflüsse, die leicht erklären, warum eine gute Versorgung mit den genannten Vitaminen so wichtig ist.

Mineralstoffe und Spurenelemente

Ohne eine bestimmte Konzentration bestimmter anorganischer Ionen, eben der Mineralstoffe und Spurenelemente, in wäßriger Lösung läuft im Körper nichts. In Körper- und Zellflüssigkeiten müssen Natrium, Kalium, Calcium enthalten sein. Auch Magnesium-Ionen sind besonders wichtig, z. B. für die Muskelzellen. Unser Blut entspricht einer 0,9prozentigen Kochsalzlösung!
Mineralstoffe sind Baustoffe und Bestandteile von Fermenten und Hormonen, die im Stoffwechsel und Wasserhaushalt mitarbeiten. Sie werden ständig verbraucht und ausgeschieden und müssen wieder ersetzt werden. Zu den Mineralstoffen Natrium, Kalium, Calcium, Phosphor, Magnesium kommen noch andere Mineralstoffe, die in kleinsten Mengen im Körper vorhanden sein müssen, da sie Bestandteile von Fermenten und Hormonen sind. Das sind die Spurenelemente, zu denen Eisen, Jod, Fluor, Zink, Selen zählen.
Mineralstoffe und Spurenelemente machen etwa 5 % des Körpergewichts aus. Davon sind ca. 22 % in Knochen und Zähnen enthalten; der Rest verteilt sich auf Muskeln, Blut, Serum und Hormone.

Nachfolgend ein Steckbrief der wichtigsten Mineralstoffe und Spurenelemente.

Mineralstoffe:

Natrium

Natrium reguliert den Wasserhaushalt, es wirkt wasserbindend. Sein Mangel verursacht Kopfschmerzen, Durchfall und Muskelkrämpfe. Allerdings haben wir eher mit den Problemen des Zuviel zu tun: vor allem Bluthochdruck. Zuviel Natrium behindert die Kaliumaufnahme und somit die Herzmuskeltätigkeit. Natrium erhalten wir über Kochsalz in reichlicher Menge.

Kalium

Kalium steuert den Flüssigkeitshaushalt, es sorgt für die Übertragung von Nervenimpulsen auf die Muskelzellen.
Bei körperlicher Belastung, Einnahme von harntreibenden Mitteln wird besonders viel Kalium verbraucht. Es ist in pflanzlichen Nahrungsmitteln, insbesondere Trockenobst, Aprikosen, Bananen, Weizenkeimen enthalten.

Calcium

kommt in Milch und Milchprodukten, Sesam, einigen Nüssen und schwarzem Tee vor. Eigentlich ist der Calcium-Bedarf also leicht zu decken, dennoch ist immer wieder von Calcium-Mangel zu hören. Das liegt wohl nicht nur daran, daß zu wenig Milchprodukte verzehrt werden, sondern vor allem auch daran, daß dem Calcium in der Kost der Wohlstandsgesellschaft viele

Feinde das Leben schwer machen, genauer, seine Aufnahme im Darm behindern. Die Calcium-Killer sind besonders phosphathaltige Nahrungsmittel, nämlich gekochte Fleisch- und Wurstwaren, Schmelzkäse und Cola-Getränke.

Phosphor

ist an der Energiegewinnung und -nutzung beteiligt. Phosphor findet sich in vielen pflanzlichen Nahrungsmitteln und Fleisch.

Magnesium

kommt in Getreide, Nüssen, Kakao, Schokolade und Milch vor. Man weiß übrigens erst seit den 50er Jahren, daß ein Mangel an Magnesium auch beim Menschen vorkommen kann; er äußert sich vor allem in Herz-Rhythmus-Störungen. Im Körper aktiviert Magnesium mehr als 300 Enzyme, nimmt Einfluß auf die Muskelarbeit und die Funktion des Nervensystems, unterstützt den Stoffaustausch der Zellen untereinander, es ist am Stoffwechsel von Vitamin D und Insulin beteiligt. Bei körperlicher Belastung und Streß brauchen Sie besonders viel Magnesium.

Spurenelemente:

Eisen

Für den Aufbau der roten Blutkörperchen, aber auch als Bestandteil in Enzymen und Eiweißstoffen wird Eisen unbedingt benötigt. Blutarmut und Konzentrationsschwäche können einen Eisenmangel anzeigen. Die Aufnahme von Eisen wird durch Vitamin C verbessert. Eisen erhalten Sie in getrockneten Aprikosen, Linsen, Sojabohnen, Vollkornhafer, Weizenkeimen, Eigelb, Leber, Herz, Samen, Nüssen und Kakao.

Jod

Jod ist Bestandteil des Schilddrüsenhormons und kommt in Fisch und jodiertem Speisesalz vor.

Fluor

schützt vor Karies und Knochenentkalkung. Sojabohnen, Hering, Lachs, Walnüsse, schwarzer Tee sind reich an diesem Spurenelement.

Zink

tut der Haut gut, wird aber auch für die Insulinbildung, den Eiweiß- und Kohlehydratstoffwechsel benötigt. In Erbsen, Linsen, Weizenkleie, Käse, Eigelb und Leber ist es reichlich enthalten.

Selen

Selen wurde bereits 1817 entdeckt, galt aber 140 Jahre lang vor allem als Gift. 1957 erkannte man seine lebenschützende Funktion. Üblicherweise kommt Selen in den meisten Ackerböden vor und gelangt über die Pflanzen in die menschliche Nahrungskette. Allerdings gibt es Ackerböden, die regional bedingt (z. B. Bayern) oder umweltbedingt arm an Selen sind. Selen wird eine ähnliche Zellschutzfunktion zugeschrieben wie dem Vitamin E. Bei der Bildung von Antikörpern arbeitet Selen eng mit Vitamin E zusammen.

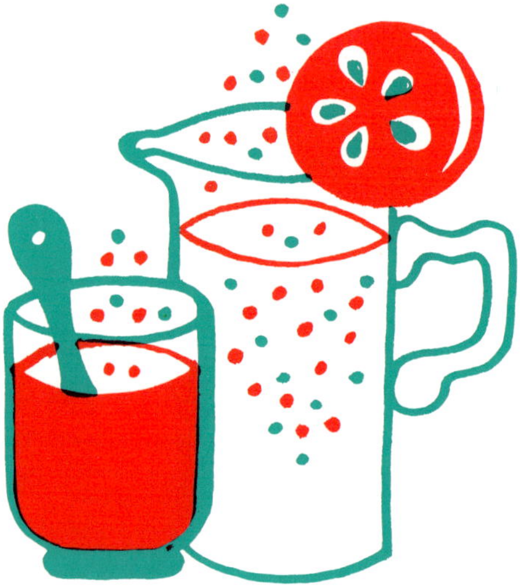

Wasser

Wasser ist gewissermaßen der Stoff, aus dem das Leben ist. Der Körper besteht zu 65 % aus Wasser. Zusammen mit den Mineralstoffen hält das Wasser den Gewebedruck im Körper aufrecht, reguliert den Stoffaustausch zwischen Gewebe- und Blutflüssigkeit. Wasser dient als Lösungsmittel für Stoffe, die den Zellen zugeführt werden, und für Stoffwechselprodukte, die der Körper ausscheidet. Es reguliert die Körpertemperatur, indem es durch die Haut verdunstet. Dabei geht allerdings nicht nur Wasser verloren, sondern auch die darin gelösten Mineralstoffe: Magnesium, Natrium, Chlorid, Kalium, Calcium und lebenswichtige Spurenelemente wie Eisen und Jod scheidet der Körper mit dem Schweiß aus. Die tägliche Wasserausscheidung durch die Haut, die Lungen und Nieren beläuft sich auf ca. 2,5 l. Genau diese Menge, am besten noch etwas mehr, sollten Sie täglich in Form von Wasser, ungesüßtem Tee, Obst- oder Gemüsesäften zu sich nehmen.

Kräuter und Gewürze

An dieser Stelle möchten wir Sie zu einem Exkurs in die Kräuter- und Gewürzküche einladen, denn auch Kräuter und Gewürze spielen in der gesunden Ernährung eine wichtige Rolle.
Die deutsche Küche ist in bezug auf die Speisenwürzung eigentlich immer sehr phantasielos gewesen. Pfeffer, Paprika und vor allem Salz verwenden die Deutschen oft im Übermaß. Schnittlauch, Petersilie, Dill und Kresse sind wohl zu Salaten und Soßen heute auch schon üblich, doch darüber hinaus werden Gewürze viel zu selten in der Küche eingesetzt. Sehen wir uns mal die südlichen Länder an. Dort wird nach Belieben gut gewürzt, und zwar mit allem was der Gewürz- und Kräutermarkt so hergibt. Thymian, Salbei, Rosmarin, Oregano, Knoblauch usw...
Ernährungswissenschaftler wissen heute, Gewürze sind nicht nur zum Würzen da, sondern haben auch Wirkungen auf unseren Organismus.
(Gewürze regen zum Beispiel den Appetit an.)

Wohl gewürzte Speisen lassen einem »das Wasser im Mund zusammenlaufen«. Das ist nicht nur ein Sprichwort, sondern enthält doch mehr als ein Körnchen Wahrheit. Gewürze regen den Speichelfluß an, fördern die Magensekretion und damit die Verdauung. Die richigen Gewürze und Kräuter zu den richtigen Speisen können Blähungen verhindern und die Verträglichkeit verbessern. Gewürze und Kräuter dienen also nicht nur zur Verbesserung des Geschmacks, sondern haben auch physiologische Wirkungen. Richtig verwendet, kann man sie auch mal wieder als altbewährte Hausmittel einsetzen. Wer kennt nicht von früher das Kamillendampfbad bei Schnupfen oder den Baldriantee bei Nervosität und Schlafstörungen.

Wir möchten Ihnen hier einige Gewürze und Kräuter vorstellen, die in ihrer Küche nicht fehlen, und deren Eigenschaften und Anwendungen (teilweise auch als Hausmittel) sie kennen sollten. Weitere Kräuter und Gewürze und deren Verwendung in der Küche können Sie in unserem Gesundheitsbuch »Alles frisch — alles fit?« nachlesen.

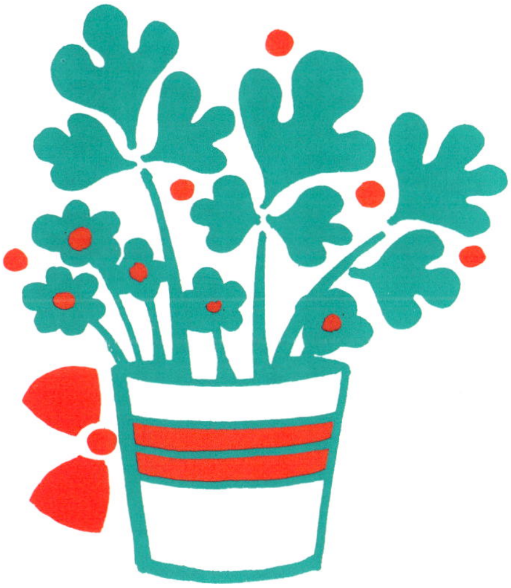

Kräuter	**...in der Küche zu**	**...als Heilmittel**
Basilikum	Geflügel, Nudeln, Pesto, Tomatensoße, Forelle, Gemüsesuppe, Kräutersoßen, Fleisch- und Tomatenspeisen.	Bestandteil von Magen- und Verdauungstees. ● leichte Wirkung bei Magenbeschwerden und Blähungen. ● milchbildend.
Beifuß	Geflügel (Ente, Gans), Kohlgerichten.	Erhöhung der Speichelsekretion bei Zusetzung zu Speisen. Als Heilmittel hat der mit dem Beifuß verwandte Wermut eine bessere Wirkung, da seine Wirkstoffe höher konzentriert sind. Wermuttee bei Blähungen, Völlegefühl, Appetitlosigkeit, Gallenleiden.
Dill	Fisch- und Krabbengerichten, Geflügel, Gurken, grünem Salat, Lachs, Tomaten, Kartoffeln, Kohlarten.	● als Aufguß zubereitet, hilft er bei Blähungen im Magen-Darmtrakt. ● bei Verdauungsstörungen, oder -schwäche. ● fördert die Milchabsonderung während der Stillzeit.
Estragon	gekochtem Fisch, Leber, Mayonnaise, Ragout, Salat, Soßen, Tomatensalat, Getreidesuppen.	● als Speisenzugabe appetitanregend und verdauungsfördernd.
Kerbel	Cremesoßen, Suppen, Fisch, Kalb- und Lammgerichten, Kräuterbutter, Huhn, Salaten, Getreidesalat, Kartoffelsalat.	● der Preßsaft des frischen Krautes wird zu Frühjahrskuren verwendet. Der Kerbel ist eine billige Vitamin C Quelle (224,5 mg/100 g Kraut). Er hat eine abführende und schweißtreibende Wirkung.
Knoblauch	für Liebhaber von Knoblauch zu fast allen Speisen.	● in Essig und Salz getaucht, hilft er gegen Magen- und Darmbeschwerden. ● die Inhalation von frischem Knoblauch hilft bei Erkältung und »laufender Nase«. ● eine mittelgroße Zehe pro Tag über 1-3 Monate ist bei Herz- und Gehirnthrombosen zu empfehlen. ● in Milch gekocht, erhöht er die Gerinnungszeit des Blutes und fördert die Blutzirkulation im Gehirn.

Kräuter	...in der Küche zu	...als Heilmittel
Kresse	Ei- und Fischspeisen, selbst als Thermomix-Kressesuppe oder Thermomix-Kressesalat.	● frischgepreßter Pflanzensaft findet Verwendung zur Frühjahrskur, da der Vitamin C Gehalt sehr hoch ist. Der allgemeine Stoffwechsel wird angeregt. (241 mg Vitamin C/100 g Kraut). ● galletreibend ● antibiotische Wirkung (Grippe- und Erkältungsviren).
Liebstöckel	Brühe, Eintöpfen, Schmorbraten, Salaten, Getreidesuppen.	● die Wurzeln des Liebstöckel wirken verdauungsfördernd, ● harntreibend, ● gegen Blähungen, ● gegen infektiöse Darmerkrankungen. ● sie werden als schleimlösende Hustenmittel und als förderndes Mittel beim Eintritt der Monatsblutung verwendet.
Majoran	Braten, Geflügel, Hackfleisch, Kartoffeln, Leber, Suppen, Tomaten-soßen, Wildgerichten, Getreidegerichten.	● als Aufguß zubereitet wirkt er leicht antiseptisch, ● blutdrucksenkend, ● krampflösend, ● Darmmotorik hemmend. Kräuterkissen helfen gegen nervöse Kopfschmerzen. ● als Zusatz zu Einreibemitteln.
Meerrettich	Soßen, gekochtem Fleisch, Salaten, Getreidegerichten, Fisch.	● innerlich Tee gegen Bronchialkatarrh (nicht bei Nierenerkrankungen anwenden). ● äußerlich: als Brei zubereitet für Umschläge zur Anregung der Hautdurchblutung bei Gicht, Rheuma, bei Furunkeln und Karbunkeln.

Kräuter	...in der Küche zu	...als Heilmittel
Oregano	Fleischgerichten, Grilladen, Pizza, Tomatengerichten.	● als Tee zubereitet hat es eine starke spasmolytische Wirkung bei Krampf- und Keuchhusten. ● Anregung der Gallenabsonderung in der Leber ● gegen Verdauungsschwäche und Stuhlverstopfung ● gegen Krämpfe im Unterleib ● außerdem hoher Vitamin C Gehalt, 10 g des Krautes deckt ein Drittel des Tagesbedarfs.
Petersilie	Eintopf, Fisch- und Fleischgerichten, Gemüse, Salaten, Suppen.	● es werden die Petersilienfrüchte zur Anregung der Harnausscheidung verwendet. ● als magenstärkendes Mittel gegen Appetitlosigkeit ● als Blutreinigungsmittel ● als Monatsregel förderndes Mittel ● als allgemeines Belebungsmittel ● hat einen hohen Vitamin C Gehalt. Äußerlich: Gegen Kopfläuse, Krätzemilben.
Rosmarin	Fleischgerichten, Grilladen, Wild, Getreidesuppen, zu italienischen Gerichten (z. B. Pizza).	Innerlich als Tee: appetitanregend, Unterstützung der Magentätigkeit, leicht krampflösend, galletreibend. Äußerliche Anwendung: zu hautreizenden Einreibungen bei Rheuma, und zu kreislaufstimulierenden Bädern.
Salbei	Hackfleisch, Braten, Lamm, Leber, Pizza, Quiche.	● bei Schleimhauterkrankung der Mundhöhle, des Rachens, des Kehlkopfes und der Bronchien, in Form von Gurgelungen und Spülungen. ● als Tee gegen Nachtschweiß. ● die Milchproduktion wird eingeschränkt.
Thymian	Ei- und Fischspeisen, Kräuterbutter, Soßen, Suppen, Tomaten, italienischen Gerichten, Getreidegerichten.	● zu Tee verarbeitet, bei Husten mit krampfhaften Erscheinungen und Bronchitis. »Was die Pfefferminze für Magen und Darm, ist der Thymian für die Luftröhre und Bronchien«.

Kräuter	...in der Küche zu	...als Heilmittel
Zwiebel	fast allen Speisen.	1-2 Eßlöffel frisch ausgepreßter Zwiebelsaft wird bei hartnäckigem Husten, bei Erkältungen, Bronchitis, Erbrechen, Durchfall und bei Anzeichen von Sonnenstich empfohlen. Bei Sonnenbrand legt man klein geraffelte Zwiebeln auf die Brandstelle (Kühl- und Linderungseffekt). ● sorgen bei Frauen für regelmäßige Menstruation. ● der Cellulosegehalt regelt den Stuhlgang, verordnet bei Dickdarmkrämpfen und Hämorrhoiden. ● gegen zu hohen Blutdruck, Herzerkrankungen, Schlaganfall, sorgt für bessere Durchblutung, verhindert die Aggregation der Blutplättchen an den Wänden der Blutgefäße (gegen Arteriosklerose). ● Zwiebelsaft als Ohrentropfen hilft gegen Ohrenschmerzen. Äußerlich kann ein Breiumschlag bei Wunden, Abszessen, leichten Hautabschürfungen und bei Rheumatismus angelegt werden.

Wie Sie an den obigen Beispielen erkennen, haben Kräuter und Gewürze vielfältige günstige Wirkungen auf unseren Organismus. Sie können als Zubereitung zu Tees und Aufgüssen Ihre Gesundheit für den täglichen Berufs- und Haushaltsstreß rundum stärken und Sie fit machen.

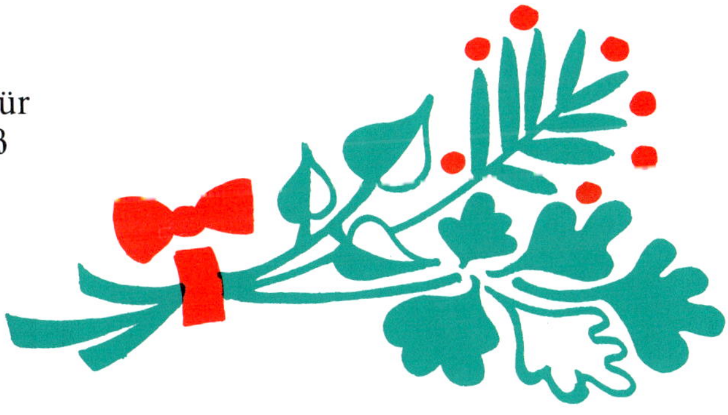

Gewinner und Verlierer

Täglich können wir Neues über unsere Nahrung lesen. Dabei gibt es nach neuesten Erkenntnissen vor allem folgende Gewinner ⊕ und Verlierer ⊖.

⊕ Gewinner sind Vollkornprodukte, Obst und Gemüse. Sie schützen vor Krebs und Herzkrankheiten. Denn gegen freie Radikale, die die Körperzellen beschädigen und so Krebs und Arteriosklerose auslösen, schützen am besten sog. Antioxidantien, also die Nahrungsbestandteile, die Oxidation verhindern. Sie kommen vor allem in Obst, Gemüse und Vollkornprodukten vor.

⊕ Oxidationshemmende Nahrungsbestandteile sind das Mineral Selen, die Vitamine E, C und Beta-Carotin.

⊖ Kalorien sind nicht allzu bedeutsam. Sie sind nur ein Merkmal unserer Nahrung. Viel wichtiger ist die Zusammensetzung unserer Kost.

⊕⊖ Fett hat zwei wichtige Aufgaben zu erfüllen: Es ist Träger fettlöslicher Vitamine A, D, E und K. Zur Erhaltung der Gesundheit sind naturbelassene, unerhitzte Fette nötig, da sie ungesättigte Fettsäuren enthalten. Ungesättigte Fettsäuren sind für Stoffwechselvorgänge unentbehrlich.
Fett liefert auch Energie. Bei mangelnder körperlicher Aktivität oder zuviel Fettzufuhr wird das Fett in Fettzellen gespeichert: Fett macht dick.

⊖ Zucker ist ein isoliertes Produkt. Er liefert nur Kohlehydrate, keine Vitalstoffe und damit „leere" Energie. Um Zucker abbauen zu können, benötigt der Körper Mineralstoffe und Vitamine. Bei regelmäßigem Zuckerverzehr kann es daher zu Mangelerscheinungen und Stoffwechselstörungen kommen.

⊖ Kochsalz (Natrium) greift in den Wasserhaushalt ein und bindet das Wasser im Gewebe. Außerdem ist eine gesundheitsschädigende Wirkung bei hohem Salzverbrauch (Bluthochdruck) nicht auszuschließen.

⊖ Protein tierischer Herkunft büßt seine Vormachtstellung ein und gerät auf die Verliererstraße. In unseren Breiten sind wir mehr als reichlich damit versorgt. Je mehr tierisches Protein wir zu uns nehmen, desto mehr Calcium wird im Harn mit ausgeschieden. Untersuchungen belegen, daß die Osteoporose in Ländern mit hohem Fleischkonsum besonders hoch ist.

⊕ Eine gute Neuigkeit ist, daß Sie Ihre Calcium-Versorgung müheloser sichern, wenn Sie weniger Fleisch essen.

⊕ Faserstoffe oder Ballaststoffe schützen gegen Dickdarmkrebs.

⊖ Das schlechte Gewissen, wenn Sie ab und zu »verbotene« Nahrungsmittel zu sich nehmen. Wer eine Diät zu Weihnachten beginnt und nicht sieht, daß in Maßen vieles erlaubt ist, hat schon verloren, wenn es um die gute Figur geht.

⊖ Fertiggerichte. Sie verschleiern viele ihrer Inhaltsstoffe. Bereiten Sie die Nahrung oft selbst zu, so stellen Sie die Beziehung zu dem, was Sie essen, zu den Pflanzen, den Tieren, von denen die Nahrung kommt, wieder her. Wer Nahrung als etwas Lebengebendes und Lebendes begreift, ihr mit Achtung begegnet, stopft sich nicht mit minderwertigen Produkten voll, zu denen die Beziehung fehlt.

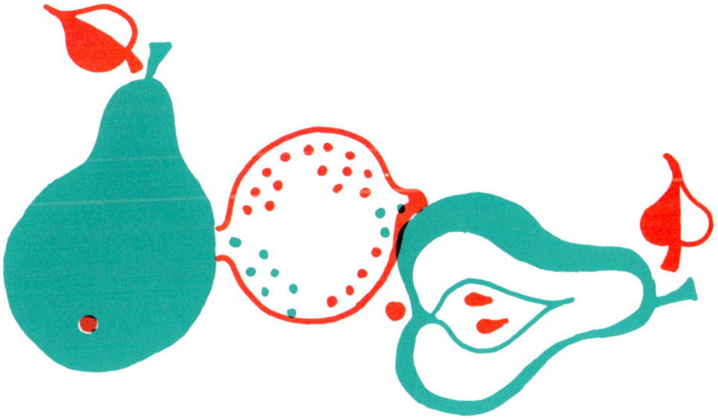

Zubereitungs-Tips für Obst und Gemüse

Sie wissen jetzt, daß wir nicht nur von Eiweiß, Fett und Kohlehydraten leben. Unser Körper braucht zur Aufrechterhaltung seiner lebenswichtigen Funktionen und vielfältigen Aufgaben vor allem Vitalstoffe wie Vitamine, Mineralstoffe, Spurenelemente und Ballaststoffe.
Diese lebenswichtigen Vitalstoffe aber sind sehr empfindlich, verlieren schnell an Wirkung durch Luftsauerstoff und Hitze. Es kommt also nicht nur auf die Wahl der Lebensmittel an, sondern ganz wichtig ist auch ihre Zubereitung.
Karotte ist nicht gleich Karotte. Ob Sie sie roh knabbern oder aus der Dose nehmen, das ist ein Riesenunterschied. Denn eingekocht und eingeweckt verliert sie fast alle ihre guten, gesunden Eigenschaften.

Zunächst einmal sollten Sie frisches Gemüse auch frisch verwenden. Also bitte nicht tagelang im Kühlschrank aufbewahren. Auch dadurch kann es zu einem Vitaminverlust bis zu 70% kommen.
Natürlich ist es am gesündesten, Obst und Gemüse roh zu verzehren. Waschen Sie es unter fließendem Wasser und trocknen Sie es mit einem Tuch ab.
Legen Sie das Gemüse ins Wasser, werden ihm durch das Wasser Vitamine und Mineralstoffe entzogen. Es laugt aus.
Haben Sie das Gemüse zum Salat zerkleinert, dann sollte die Köstlichkeit auch schnell auf den Tisch kommen und verzehrt werden. Denn der Luftsauerstoff geht nun ans Werk und entzieht in Windeseile die wichtigen Vitalstoffe.

Wird das Gemüse erhitzt oder gekocht, dann tun Sie dies mit niedrigen Temperaturen, wenig Wasser, wenig Fett und wenig Zeit. Übrigens, das Garwasser sollte möglichst weiterverwertet werden.

Ihr Thermomix macht dies alles automatisch:
Wenig Hitze, wenig Wasser, wenig Fett und wenig Zeit. Er ist darum optimal, um eine vitamin- und mineralstoffhaltige bzw. -reiche Mahlzeit zuzubereiten.

In Sekundenschnelle können Sie Rohkostsalate schnipseln, so daß Sie sie unmittelbar vor dem Essen frisch anrichten können.
Die Temperaturregelung macht es Ihnen möglich, schon bei 80-90° C Gemüse und Obst schonend und mit wenig Wasser zu blanchieren oder zu garen.
Auch bei der Ballaststoff-Zufuhr unterstützt der Thermomix Sie tatkräftig. Er mahlt Ihnen blitzschnell aus ganzem Korn vollwertiges Mehl für Brot und Kuchen. Er schrotet auch das Getreide für Ihr Frühstück-Müsli und sorgt vom frühen Morgen bis zum späten Abend für Ihren Körper, Ihre Gesundheit und Ihr Wohlbefinden.

Fit statt fett lautet heute die Devise.
Die Thermomix-Diätmethode macht es möglich. Probieren Sie es aus!

Allgemeine Hinweise

Maßangaben:	1 TL Butter	ca. 10 g
	1 TL Öl	4 g
	1 TL Zucker	5 g
	1 TL Speisestärke	2,5 g
Meßbecher (MB):	Meßbecher (MB) randvoll	100 ml
	Meßbecher (MB) mittlerer Ring	50 ml
	10 Meßbecher (MB) randvoll	1 Liter
Thermomix-Bedienung:	Symbol:	
	Heizzeitwähler	
	Temperaturwähler	
	Mixwähler	
	Bei den Rezepten finden Sie zum Beispiel folgende Angabe: 10 Minuten , 100 , 1 . Stellen Sie dann bitte den Heizzeitwähler (oberer Wähler) auf 10 ein, den Temperaturwähler (mittlerer Wähler) auf 100 und den Mixwähler (unterer Wähler) auf 1. Nach Ablauf der 10 Minuten drehen Sie zum Ausschalten des Thermomix den Mixwähler wieder zurück auf 0. Beim Kaltmixen finden Sie in den Rezepten z. B. 5 , 10-15 Sekunden. Stellen Sie dann den Mixwähler (unterer Wähler) auf 5. Nach 10-15 Sekunden drehen Sie den Mixwähler wieder zurück auf 0.	
Zeitangaben:	Die Zeitangaben sind Richtwerte, die schwanken können	
	☐ durch die Ausgangstemperatur der Zutaten	
	☐ wenn die noch warme Heizplatte benutzt wird	
Empfehlung für die Arbeiten:	Stellen Sie sich vor Beginn die Zutaten bereit.	

Reihenfolge für die Zubereitung:

Bei der Zubereitung sollten Sie stets erst die Arbeitsgänge erledigen, für die kein Erhitzen notwendig ist. Im anderen Fall kühlt die Heizplatte schneller ab, wenn man den mit kaltem Wasser gefüllten Mixtopf für einige Minuten auf die Heizplatte stellt.

Heizzeiten:

Die Heizzeiten sind von der Füllmenge und der gewählten Temperatur abhängig.
Die nachfolgende Tabelle gibt Ihnen Richtzeiten (in Minuten) zu Ihrer Orientierung an.

Menge	$^1/_4$ Liter	$^1/_2$ Liter
50	2,5 Min.	3 Min.
60	3	4
70	3,5	4,5
80	4	5,5
90	4,5	6,5
100	5,5	7,5

Beispiel: $^1/_4$ Liter Brühe kommt in $5^1/_2$ Minuten, $^1/_2$ Liter Brühe hingegen in $7^1/_2$ Minuten zum Kochen. Bei der Zugabe von weiteren Zutaten erhöht sich die angegebene Zeit um ca. 1 Minute.

Zubereitung im Wasserbad:

Gerichte, die sonst im Wasserbad geschlagen werden, können Sie besonders gut im Thermomix zubereiten. Einstellung max. 80. Nach Ablauf der Heizzeit sollten Sie den Mixtopfinhalt sofort umfüllen.

Entsaften:

Zur Herstellung von Säften sollten Sie die Früchte nur grob zerkleinern, je nach Füllmenge max. 10 Sekunden auf Stufe 12. Setzen Sie dann den Gareinsatz ein (er ist feiner als das Saftsieb) und gießen Sie den Saft aus.

Kapitel 3

Die Thermomix-Diät

In dem nun folgenden Kapitel kommen wir zum praktischen Teil unserer Thermomix-Diät.
Zunächst sind in einem 14-tägigen Diätplan übersichtlich alle Frühstücke, Salate, warme Mahlzeiten, Desserts und Abendmahlzeiten für Sie zusammengestellt.
Damit die Diät nicht zur mühsamen Kalorienberechnung für Sie wird, haben wir jede Mahlzeit mit einer konstanten Kalorienzahl Personen berechnet:
Das Frühstück hat immer 400 kcal, die Salate 300 kcal, warme Mahlzeiten bieten wir mit 300-400 kcal an. Die Abendmahlzeit hat normalerweise 400 kcal, wenn mittags jedoch ein Dessert gegessen wurde, muß die Abendmahlzeit auf 300 kcal reduziert werden.
In Ihrem 14-tägigen Diätplan können Sie also sogar die Rezepte untereinander austauschen, je nachdem, worauf Sie Appetit haben und wie es Ihnen Ihre Zeit gestattet, ob Sie etwas Schnelles zubereiten möchten oder mal etwas mehr Zeit haben zu kochen.
Sie sollten lediglich darauf achten, daß die Abwechslungsvielfalt erhalten bleibt.

Um Ihre eigene Motivation aufrechtzuerhalten und zu stärken, sollten Sie sich täglich auf die Waage stellen. Tragen Sie Ihr Gewicht vor der Diät mit einem roten Stift in die beigefügte Erfolgstabelle für die 14 Tage-Thermomix-Diät als Startgewicht ein.

Während der Diät vervollständigen Sie dann täglich auf der gleichen Erfolgstabelle Ihre persönliche Gewichtskurve; sie entsteht, wenn Sie die eingetragenen Gewichtspunkte miteinander verbinden. So haben Sie immer vor Augen, wie sich Ihr Gewicht in der ersten Woche (um ca. 1,5 kg) und in der zweiten Woche etwas langsamer reduziert.
Die Gewichtsabnahme schwankt je nach Alter, Geschlecht, Tätigkeit und vorherigem Gewicht zwischen 1,5 und 3 kg.

Und nun zu Ihrer Familie:
Für Ihre Familienmitglieder, die eventuell auch ein »paar Gramm« verlieren wollen, füllen Sie pro Person eine eigene Erfolgstabelle für die 14 Tage-Thermomix-Diät aus. So kann ein edler Wettstreit innerhalb der Familie entstehen, denn die Motivation durchzuhalten und weiterzumachen ist bei jedem Diätplan das A und O.

Zusätzliche Erfolgstabellen für die 14-Tage-Thermomix-Diät erhalten Sie kostenlos über jede Thermomix-Repräsentantin oder direkt bei
Vorwerk & Co. Thermomix GmbH
Mühlenweg 17-37
5600 Wuppertal 2

Erfolgstabelle für die 14-Tage-Diät

Gewicht in kg	Startgewicht	1. Tag	2. Tag	3. Tag	4. Tag	5. Tag	6. Tag	7. Tag	8. Tag	9. Tag	10. Tag	11. Tag	12. Tag	13. Tag	14. Tag	Zielgewicht
100																
99																
98																
97																
96																
95																
94																
93																
92																
91																
90																
89																
88																
87																
86																
85																
84																
83																
82																
81																
80																
79																
78																
77																
76																
75																
74																
73																
72																
71																
70																
69																
68																
67																
66																
65																
64																
63																
62																
61																
60																
59																
58																
57																
56																
55																
54																
53																
52																
51																
50																

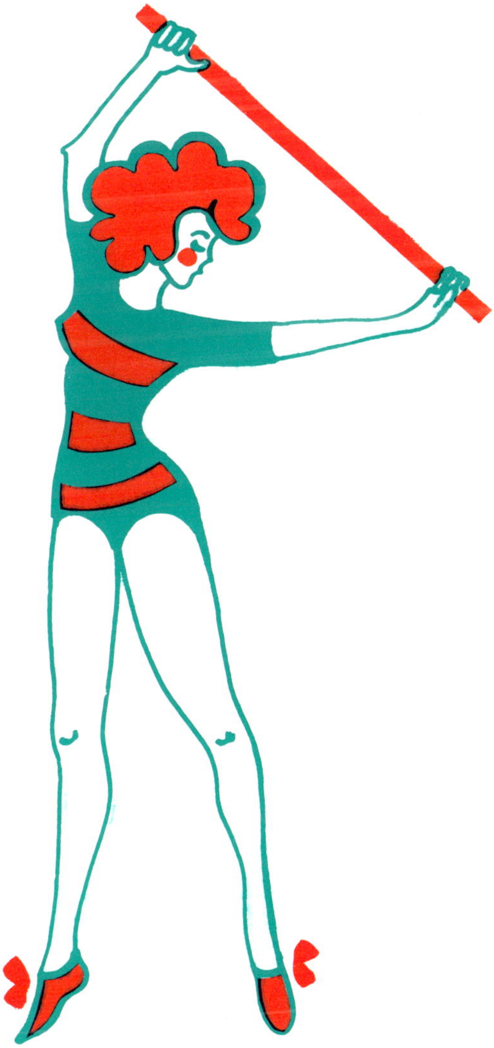

Mit der Thermomix-
Diätmethode
zum Idealgewicht

Der 14-Tage-Thermomix-Diätplan

Die Rezepte zu den in diesem Diätplan empfohlenen Mahlzeiten, finden Sie in unserem Rezeptteil auf den Seiten 54 bis 83.

	Morgens 400 kcal	*Mittags* 300 kcal + 300-400 kcal + 100 kcal	*Abends* 300 kcal + 100 kcal
Montag	Vollkornbrot mit Käse (S. 54)	Bunte Platte (S. 58) Gefüllte Kalbsschnitzel mit Folienkartoffel (S. 70) Erdbeerspeise (S. 76)	Kapernquark mit Vollkornbrot (S. 78) Magermilchjoghurt
Dienstag	Vollkornbrot mit Quark und Tomate (S. 54)	Blumenkohlsalat (S. 58) Sellerie-Steakletts mit Vollkornreis (S. 66) Aprikosenmilch (S. 72)	Vollkornbrote (S. 83) Dickmilch
Mittwoch	Müsli mit Aprikosen (S. 56)	Herrensalat (S. 60) Krabbensuppe (S. 64) Tomaten-Frappé (S. 76)	Schinken mit Käsecreme (S. 79) Quark mit Milch
Donnerstag	Vollkornbrot mit Corned beef (S. 54)	Fenchelsalat (S. 58) Pikante Käsewaffeln (S. 64) Multivitaminmilch (S. 74)	Meerrettichsalat mit Brot (S. 78) 1 Scheibe Vollkornbrot
Freitag	Müsli mit Nüssen (S. 56)	Mohrrübensalat (S. 59) Zucchini in Kräuterrahm (S. 66) Schnelles Pflaumenmus (S. 75)	Bierschinkenbrot (S. 79) 1 Joghurt
Samstag	Vollkornbrot mit Schichtkäse (S. 54)	Rote-Bete-Salat (S. 59) Seelachsfilet mit Apfel-Meerrettich-Püree (S. 67) Bananenmilch (S. 73)	Feine Tomatensuppe (S. 80) 1 Scheibe Vollkornbrot

Der 14-Tage-Thermomix-Diätplan

	Morgens 400 kcal	*Mittags* 300 kcal + 300-400 kcal + 100 kcal	*Abends* 300 kcal + 100 kcal
Sonntag	Müsli mit Apfel (S. 56)	Selleriesalat (S. 60) Eintopf mit Fleisch-klößchen (S. 71) Erdbeermilch (S. 72)	Wurstsalat auf Brot (S. 78) 1 Scheibe Vollkornbrot
Montag	Müsli mit Erdbeeren (S. 57)	Feldsalat (S. 63) Hähnchen Marsala (S. 65) Kakao-Bananen-Dessert (S. 75)	Avocadotoast (S. 81) 1 Dickmilch
Dienstag	Müsli mit Feigen (S. 56)	Gurkensalat (S. 60) Kartoffel-Käse-Pie (S. 68) Himbeermilch (S. 72)	Gemischter Salat mit Ei (S. 81) 1 Scheibe gekochten Schinken
Mittwoch	Vollkornbrot mit gekochtem Schinken (S. 54)	Tomatensalat (S. 61) Broccolisoufflé (S. 68) Gegrilltes Ananaspüree (S. 75)	Waldorfsalat mit Vollkornbrot (S. 82) 1 Joghurt
Donnerstag	Müsli mit Banane (S. 57)	Rotkohlsalat (S. 61) Frühlingskartoffelsuppe (S. 69) Pfirsichmilch (S. 73)	Tomaten mit Rührei gefüllt (S. 82) 1 Scheibe Vollkornbrot
Freitag	Vollkornbrot mit Hüttenkäse (S. 55)	Grüner Salat (S. 62) Rinderfilet und Rosenkohl mit feinen Kräutern (S. 70) Pfefferminzmilch (S. 74)	Pikanter Quarkauflauf (S. 82) 1 Scheibe Vollkornbrot

	Morgens 400 kcal	*Mittags* 300 kcal + 300-400 kcal + 100 kcal	*Abends* 300 kcal + 100 kcal
Samstag	Müsli mit Birne (S. 57)	Käsesalat (S. 62) Spargel mit Krabben-Käse-Creme (S. 69) Aprikosen-Himbeer-Kaltschale (S. 76)	Vollkornbrote (S. 83) 1 Joghurt
Sonntag	Vollkornbrot mit Corned beef und Käse (S. 55)	Kressesalat (S. 62) Himmel und Erde mit Leber (S. 70) Orangen-Wein-Gelee (S. 77)	Gazpacho mit Brot (S. 80) 1 Dickmilch

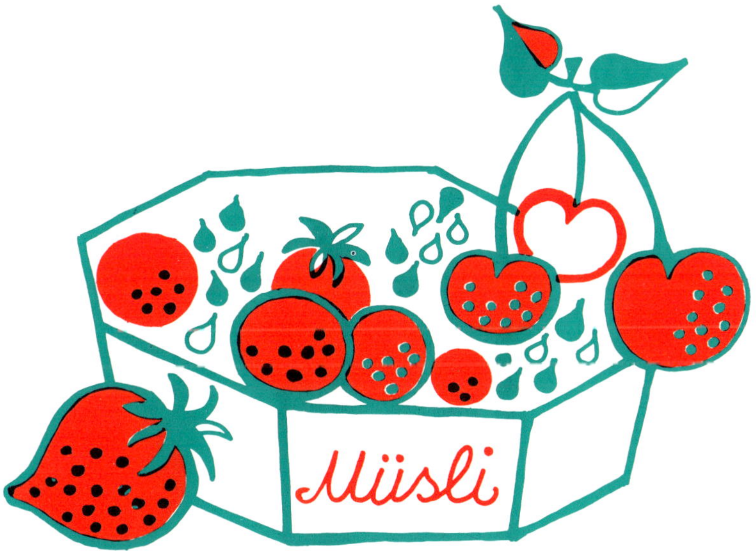

Rezepte

Frühstücke à 400 kcal pro Person

Vollkornbrot mit Quark und Tomate

Zutaten: 1 Scheibe Vollkornbrot, 1 TL Butter, 3 EL Magerquark, 2 kleine Tomaten, Salz, Pfeffer, 1 Becher Vollmilch

Vollkornbrot mit Corned beef

Zutaten: 2 Scheiben Vollkornbrot, 1 TL Butter, 1/2 Ecke Schmelzkäse (20%), 1 Scheibe Corned beef, Kaffee oder Tee

Vollkornbrot mit Schichtkäse

Zutaten: 1 Scheibe Vollkornbrot, 2 EL Schichtkäse (10%), 1 TL Honig, Zimt, 1 mittelgroße Mandarine, 1/4 l Vollmilch

Vollkornbrot mit Käse

Zutaten: 1 Scheibe Vollkornbrot, 1 TL Butter, 2 Scheiben Käse (30%), 1 Becher Magermilch-Joghurt (180 g), Kaffee oder Tee

Vollkornbrot mit gekochtem Schinken

Zutaten: 2 Scheiben Vollkornbrot, 1 TL Butter, 1 Scheibe gekochten Schinken, 1/2 Ecke Schmelzkäse, Kaffee oder Tee

Vollkornbrot mit Hüttenkäse

Zutaten: 1 Scheibe Vollkornbrot, 1 TL Butter, 1 Tomate, Salz, Pfeffer, 2 EL Hüttenkäse, 1 Magermilch-Joghurt, Kaffee oder Tee

Vollkornbrot mit Corned beef und Käse

Zutaten: 2 Scheiben Vollkornbrot, 1 TL Butter, 1 Scheibe Käse (30%), 1 Scheibe Corned beef, Kaffee oder Tee

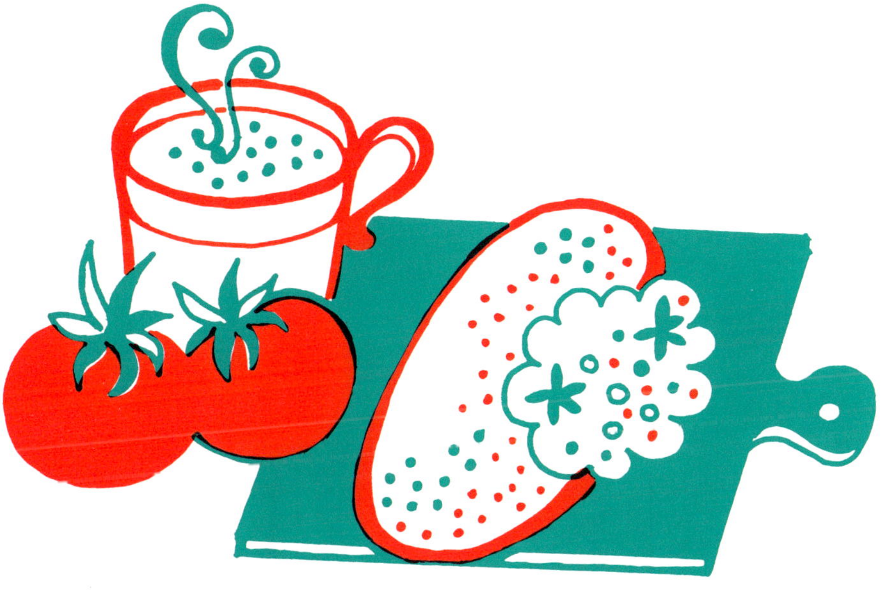

Frühstücke à 400 kcal pro Person

Siehe hierzu auch das Thermomix-Gesundheitskochbuch »Alles frisch – alles fit?«

Müsli mit Aprikosen

Zutaten: 5 EL Weizenkeime, 1 Becher Trinkmilch-Joghurt, 1 EL Zitronensaft, 50 g getrocknete Aprikosen, Kaffee oder Tee

Zubereitung: ● Weizen über Nacht (12 Std.) in kaltem Wasser einweichen. Danach gut mit frischem Wasser abspülen. Ca. 3 Tage feucht halten, abends und morgens spülen bis Keimlinge ca. 1/3 cm lang sind.

Müsli mit Nüssen

Zutaten: 3 EL Haferflocken, 2 EL Haselnüsse, 1 Becher Magermilch-Joghurt, 1 EL Zitronensaft, Kaffee oder Tee

Müsli mit Feigen

Zutaten: 3 EL Haferflocken, 1 Becher Trinkmilch-Joghurt, 1 EL Zitronensaft, 50 g getrocknete Feigen, evtl. etwas Honig, Kaffee oder Tee

Müsli mit Apfel

Zutaten: 4 EL Getreidemischung (Weizen, Roggen, Hafer, Gerste), 1 Apfel, 2 EL Zitronensaft, 1 Orange, 2 frische Feigen, 1 EL Sahne, 1 EL gemahlenen Leinsamen

Zubereitung: ● Getreidemischung abends schroten und über Nacht einweichen.

Müsli mit Banane

Zutaten:	5 EL Weizenkeime, 1 Becher Magermilch-Joghurt, 1 Banane, 1 EL Haselnüsse, 1 TL Rosinen, 1 EL Zitronensaft, evtl. etwas Honig, Kaffee oder Tee
Zubereitung:	● Weizen über Nacht (12 Std.) in kaltem Wasser einweichen. Danach gut mit frischem Wasser abspülen. Ca. 3 Tage feucht halten, abends und morgens spülen bis Keimlinge ca. 1/3 cm lang sind.

Müsli mit Birne

Zutaten:	4 EL Hafer, 1 Apfel, 2 EL Zitronensaft, 1 Birne, 1/2 Banane, schaumig geschlagen, 1 EL Sahne, 1 EL Sonnenblumenkerne
Zubereitung:	● Hafer morgens schroten und 1/2-1 Std. einweichen.

Müsli mit Erdbeeren

Zutaten:	4 EL Hirse, 1 Apfel, 2 EL Zitronensaft, 1 Handvoll frische Erdbeeren, 2 EL geschlagene Sahne, 1 Messerspitze Vanillegewürz, 1 EL Walnußkerne
Zubereitung:	● Hirse abends ungeschrotet einweichen.

Sie merken sicherlich schon:
Ihrer Phantasie in der Zubereitung Ihres Müsli's sind wahrlich keine Grenzen gesetzt!

Salate à 300 kcal pro Person

Wenn nicht anders vermerkt, sind die Salatrezepte immer für zwei Personen bemessen.

Blumenkohlsalat

Zutaten: 400 g Blumenkohl, 1 Birne (ca. 150 g), 1 Handvoll Haselnüsse, 2 EL Zitronensaft, 3 EL Öl

Zubereitung: ● Erst die entkernte Birne, dann die Nüsse und obenauf den Blumenkohl in den Thermomix geben. Öl und Zitrone dazu und 5 – 7 Sekunden auf 1 zerkleinern.

Bunte Platte

Zutaten: 250 g Weißkohl, 1/2 EL Essig, 1 EL Öl, 1 Prise Kümmel

Zubereitung: ● Alle Zutaten in den Thermomix geben und 5 Sekunden auf 1 zerkleinern.

Zutaten: 250 g Rote Bete, 250 g Äpfel, 1 EL Öl, 100 g Feldsalat

Zubereitung: ● Den geputzten Feldsalat auf eine Platte legen. Rote Bete, Äpfel und Öl in den Thermomix geben und 5 Sekunden auf 1 mixen. Rote Bete-Salat und Krautsalat mit auf die Platte legen.

Zutaten: Dazu richten Sie eine weiße Salatsoße:
1 Becher Joghurt, 1 TL Meerrettich, 1 EL gehackte Kräuter, 1 saure Gurke, 3 EL Öl, 1/2 TL Honig

Zubereitung: ● Geben Sie alle Zutaten in den Thermomix und mixen Sie 10 Sekunden auf 3.

Fenchelsalat

Zutaten: 1 Fenchelknolle (ca. 300 g), 1 Granatapfel (ca. 150 g), 1 EL Zitronensaft, 2 EL Öl, 1 Prise schwarzer Pfeffer

Zubereitung: ● Die Fenchelknolle vierteln. Den Granatapfel, dann die Fenchelknolle in den Thermomix geben und 5 Sekunden auf 1 zerkleinern.

Mohrrübensalat

Zutaten: 500 g Mohrrüben, 1 Apfel, 1 Handvoll Sonnenblumenkerne oder Haselnüsse, 2 EL Zitronensaft, 3 EL Öl, Vanillegewürz nach Geschmack

Zubereitung:

- Die geputzten Mohrrüben, den entkernten Apfel und alle anderen Zutaten in den Mixtopf geben und 4 Sekunden auf 1 ⊛ zerkleinern.

Rote-Bete-Salat

Zutaten: 400 g Rote Bete, 200 g Sellerie, 2 Äpfel, 3 EL Öl, 1 EL Sesam, 2 EL Zitronensaft

Zubereitung:

- Sesam in der Pfanne rösten.
- Gesäubertes Gemüse und Obst und alle weiteren Zutaten in den Mixtopf geben und 5 Sekunden auf 1 ⊛ zerkleinern.

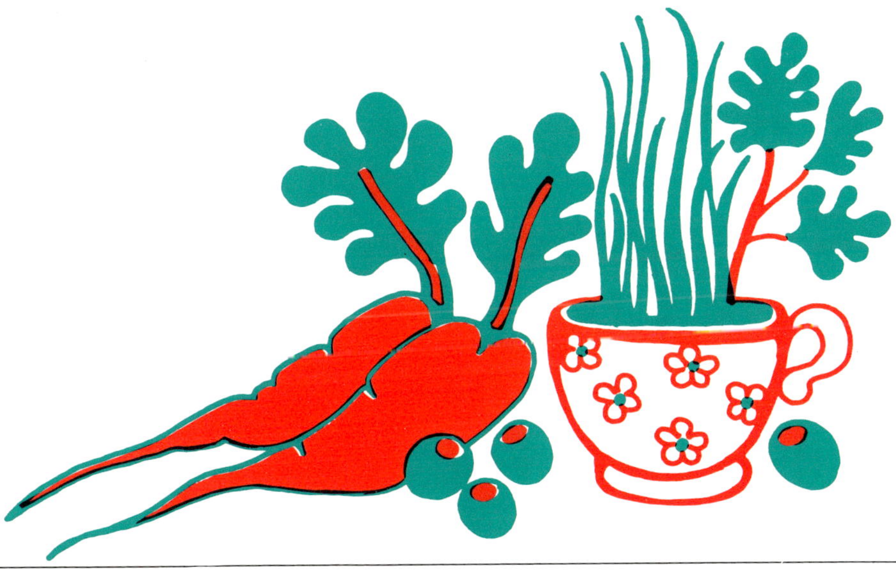

Salate à 300 kcal pro Person

Weitere Salatrezepte finden Sie in unserem Thermomix-Kochbuch und im Gesundheitsbuch »Alles frisch – alles fit?«

Selleriesalat

Zutaten:	1 Knolle Sellerie (ca. 300 g), 1 Apfel, 100 g frische Ananas, 1 Handvoll Walnüsse, 1 EL Zitronensaft, 100 g süße Sahne
Zubereitung:	● Gesäubertes Obst und Gemüse und alle anderen Zutaten in den Mixtopf geben und 5 Sekunden auf 1 ⊡ zerkleinern.

Herrensalat

Zutaten:	100 g Möhren, 100 g Kohlrabi, 100 g Radieschen, 100 g Zucchini, 100 g Salatgurke, 120 g Thunfisch, 30 g Käse, 1 hartgekochtes Ei, 175 g Joghurt, 1 Bund Schnittlauch, 1/2 TL Salz, 1/4 TL Pfeffer
Zubereitung:	● Den Schnittlauch auf das bei 1 ⊡ laufende Messer fallen lassen. –Ausschalten– ● Alle Zutaten in der aufgeführten Reihenfolge in den Mixtopf geben und 5–10 Sekunden auf 1 ⊡ zerkleinern.

Gurkensalat

Zutaten:	400 g Salatgurke, 1 Knoblauchzehe, 2 EL saure Sahne, 1/2 TL Salz, 1/4 TL Pfeffer, 2 EL Dill
Zubereitung:	● Die Knoblauchzehe geschält auf das bei 1 ⊡ laufende Messer fallen lassen. ● Alle weiteren Zutaten zugeben und 3 Sekunden auf 1 ⊡ zerkleinern.

Tomatensalat

Zutaten:	5–6 Tomaten, 1 kleine Zwiebel, Salz, Pfeffer, 2 EL Olivenöl
Zubereitung:	● Die geschälte Zwiebel auf das bei 1 ⊡ laufende Messer fallen lassen. –Ausschalten– ● Den Strunk der Tomaten entfernen. Die Tomaten, Salz, Pfeffer und Öl in den Mixtopf geben und 3 Sekunden auf 1 ⊡ zerkleinern.

Rotkohlsalat

Zutaten:	400 g Rotkohl, 250 g Apfel, 100 g Senfgurke, 4 EL Zitronensaft, 2 TL Senf, 2 TL Zucker, 1/4 TL Salz
Zubereitung:	● Entkernten Apfel, Senfgurke und geputzten Rotkohl und alle weiteren Zutaten in den Mixtopf geben und 5 Sekunden auf 1 ⊡ mixen.

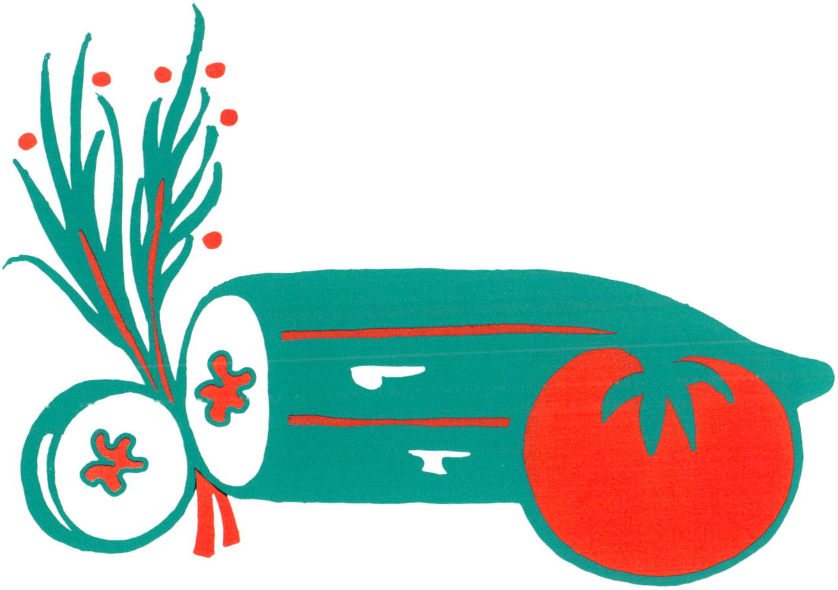

Salate à 300 kcal pro Person

Käsesalat

Zutaten:	200 g Käse (30%), 1 kleiner Apfel, 1 kleine Paprikaschote, 1 kleine Essiggurke, 2 EL Öl, 1 EL Essig, 1 Prise Salz, 1 kleine Zwiebel, 1/2 Bund Schnittlauch
Zubereitung:	● Zuerst die kleine Zwiebel, dann den Schnittlauch, dann die Essiggurke auf das bei 1 ▣ laufende Messer fallen lassen. –Ausschalten– ● Käse, Apfel, Paprika, Öl, Essig und Salz hinzugeben und 5–7 Sekunden auf 1 ▣ zerkleinern.

Grüner Salat

Zutaten:	200 g Salatblätter, 2 EL Öl, 1 EL Zitronensaft, Salz, Pfeffer, 1 EL Kräutermischung (evtl. Tiefkühlware)
Zubereitung:	● Salatblätter waschen und mundgerecht zerkleinern. ● Soße aus restlichen Zutaten anrühren und über den Salat gießen.

Kressesalat

Zutaten:	120 g Kresse, 2 EL Öl, 1 EL Zitronensaft, Salz, Pfeffer, 1 EL Kräutermischung (evtl. Tiefkühlware)
Zubereitung:	● Kresse säubern und die aus den restlichen Zutaten angerührte Soße darübergießen.

Feldsalat

Zutaten:	200 g Feldsalat, 3 EL Joghurt, 1 EL Zitronensaft, Salz, Pfeffer, 1 EL Kräutermischung (evtl. Tiefkühlware)
Zubereitung:	● Feldsalat säubern und die aus den restlichen Zutaten angerührte Soße darübergießen.

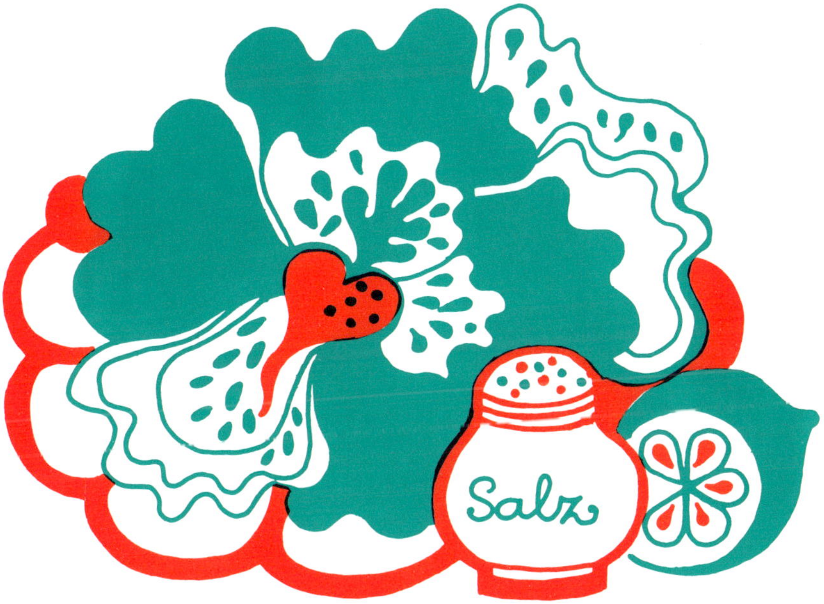

Warme Mahlzeiten à 300 kcal pro Person

Wenn nicht anders vermerkt, sind die Rezepte für zwei Personen bemessen.

Krabbensuppe

Zutaten: 2 TL Butter, 200 g geputzte Möhren, 100 g geputzter Porree, 100 g geschälte Kartoffeln, 1 EL Tomatenmark, 1/2 TL Salz, 2 TL Weißwein, 5 MB Wasser, 240 g Krabben, 1 EL Dill

Zubereitung:

- Möhren, Porree, Kartoffeln, Salz, Butter, Wasser und Tomatenmark in den Mixtopf geben und 10 Minuten, 100, 1 garen.
- Kurz vor Ablauf der Zeit, Weißwein durch die Deckelöffnung zugeben.
- Krabben abgetropft in eine Suppenschüssel geben. Die fertige Suppe darübergießen und 3 Minuten ziehen lassen. Mit feingehacktem Dill bestreut servieren.

Pikante Käsewaffeln (4 Personen)

Zutaten: 4 TL Butter, 80 g Mehl, 2 Eier, 100 g Magerquark, 1 Messerspitze Backpulver, 100 g Käse (30%), 6 EL Crème fraîche, Paprikapulver

Zubereitung:

- Käsestück im Thermomix 20 Sekunden, 4 zerkleinern. 2 TL Käse abnehmen zum Garnieren.
- Butter, Mehl, Eier, Quark und Backpulver dazugeben, 10 Sekunden, 2 verrühren.
- In einem beschichteten Waffeleisen 4 Waffeln backen. Jede Waffel mit 1 1/2 EL Crème fraîche bestreichen, mit restlichem Käse und Paprika bestreut servieren.

Hähnchen Marsala

Zutaten:	240 g Hähnchenfleisch (Rohgewicht, enthäutet), 4 TL Butter, 100 g Zwiebeln, 2 TL Rotwein, 1 TL Instantbrühe oder vegetarische Gemüsebrühe, 3/4 MB ungesüßter Apfelsaft, 1 TL Mehl, 75 g blaue Trauben, 1 Prise Salz, 1 Prise Pfeffer
Zubereitung:	● Hähnchenfleisch in der Pfanne mit Butter dünsten. ● Geschälte Zwiebeln im Mixtopf 8 Sekunden, 1 zerkleinern. ● Rotwein, Brühe, Apfelsaft, Mehl, Salz, Pfeffer zufügen und 4 Minuten , 100 , 1 garen. ● Trauben halbieren, entkernen und mit der fertigen Soße zum Hähnchenfleisch geben. Das Gericht pikant abschmecken und servieren.

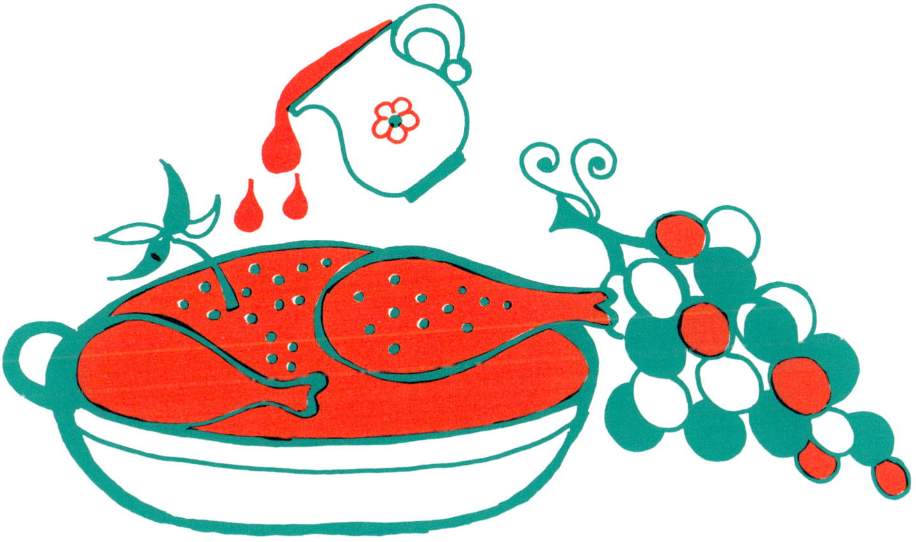

Warme Mahlzeiten à 300 kcal pro Person

Zucchini in Kräuterrahm

Zutaten:	400 g Zucchini, geputzt, 125 ml Weißwein, 1 kleiner Brühwürfel oder 1 TL vegetarische Gemüsebrühe, 3 TL Butter, 3 TL Mehl, 35 g Schlagsahne, 1 EL gemischte Kräuter z. B. Petersilie, Dill, Basilikum (evtl. auch Tiefkühlware)
Zubereitung:	● 1 MB Wasser in den Mixtopf geben, 1 1/4 MB Weißwein und Brühwürfel zugeben. ● Zucchini in Scheiben schneiden, in den Gareinsatz geben und im Thermomix 15 Minuten, 100, 1 dünsten. ● Nach Ablauf der Zeit Gemüsesieb herausnehmen. Butter, Mehl, Sahne und Kräuter 5 Minuten bei 80, 1 im Garsud aufkochen. ● Das Gemüse mit der Soße übergießen und sofort servieren.

Sellerie-Steakletts

Zutaten:	240 g Rinderhack, 100 g eingelegter Sellerie, 50 g geschälte Zwiebeln, 1 TL Senf, 1/2 TL Salz, 1/4 TL Pfeffer, 1/4 TL Paprikapulver, 1 Prise geriebene Muskatnuß
Zubereitung:	● Sellerie und Zwiebeln im Mixtopf 3 Sekunden, 1 zerkleinern ● Rinderhack, Senf und Gewürze zugeben (evtl. 1 EL Wasser zugeben, um besser formen zu können), 8 Sekunden, 3 vermengen. ● Steakletts 15 Minuten im vorgeheizten Grill von beiden Seiten grillen.
	Zu den Steakletts können Sie entweder eine große Folienkartoffel oder 40 g Reis pro Person reichen.

Seelachsfilet mit Apfel-Meerrettich-Püree

Zutaten:	300 g Seelachsfilet, Essig, Salz, 2 TL Butter, 200 g Magerquark, 250 g Apfel, 1 EL Zitronensaft, 4 TL geriebener Meerrettich, 1 TL Honig
Zubereitung:	● Seelachsfilet säubern, säuern und salzen. In einer beschichteten Pfanne in Butter von beiden Seiten goldbraun braten. ● Den Apfel im Mixtopf 5 Sekunden, 3 ⊛ pürieren. Magerquark, Meerrettich, Zitronensaft und Honig zugeben und 6 Sekunden, 5 ⊛ verrühren. Das Püree zum Fisch servieren.

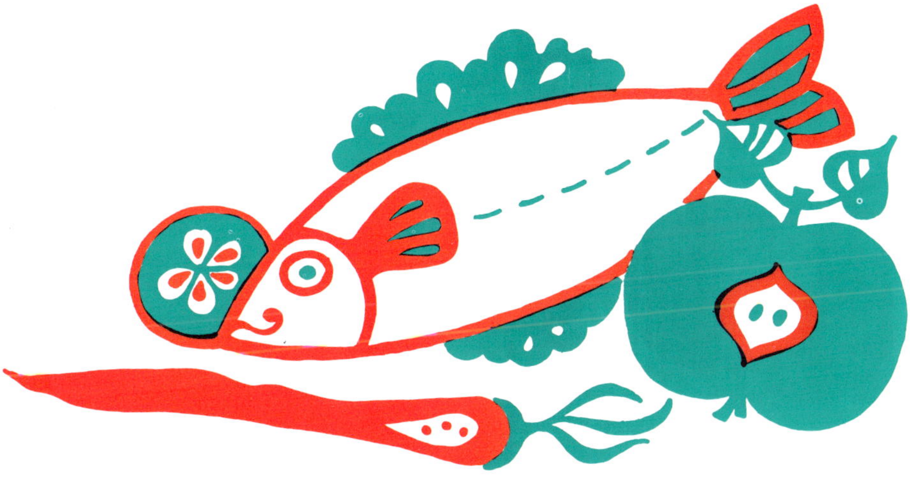

Warme Mahlzeiten à 300 kcal pro Person

Kartoffel-Käse Pie (4 Personen)

Zutaten: 400 g Kartoffeln, 4 Eier, 300 g Hüttenkäse (20%), 50 g Paprikaschote, 30 g Zwiebeln, 3 Prisen Salz, 2 Prisen Pfeffer

Zubereitung:

- Die geschälten Kartoffeln, die Paprikaschote und die Zwiebeln im Mixtopf 10 Sekunden, 1 zerkleinern.
- Die Eier, Hüttenkäse und Gewürze zufügen und 10 Sekunden, 3 zu einem glatten Teig verrühren.
- Die Masse in eine feuerfeste Form geben und bei 190 °C 45 Minuten goldgelb backen.

Broccolisoufflé

Zutaten: 2 Eier, getrennt, 200 g Magerquark, 2 TL Speisestärke, 1/2 TL Salz, 1/4 TL Pfeffer, 200 g Broccoli (evtl. Tiefkühlware), 20 g Paniermehl, 30 g Käse (30%), 4 TL Butter

Zubereitung:

- 2 MB Wasser in den Mixtopf geben und den Broccoli im Garsieb 15 Minuten, 100, 1 garen.
- Nach Ablauf der Zeit gießen Sie das Wasser ab und geben den Broccoli in den Mixtopf und zerkleinern 3 Sekunden, 1.
- 2 Eigelb, Quark, Speisestärke, Salz und Pfeffer hinzugeben und 5 Sekunden, 1 verrühren.
- Eiweiß steif schlagen und vorsichtig unter die Masse heben.
- Geben Sie die Masse in eine feuerfeste Auflaufform.
- Mit Paniermehl (hartes Brötchen 15 Sekunden, 7) und geriebenem Käse (Käsestück 10 Sekunden, 5) bestreuen, mit Butterflöckchen belegen und 30 Minuten bei 200 °C im Ofen backen.

Frühlingskartoffelsuppe

Zutaten:	200 g Zwiebeln, 2 TL Butter, 200 g Möhren, 200 g Porree, 2 TL Instantbrühe oder vegetarische Brühe, 40 g Kartoffelpüreepulver, $^1/_2$ TL Salz, $^1/_4$ TL Pfeffer, 1 Prise Muskat, 1 Prise Majoran, 5 MB Wasser 200 g Magerquark, 1 EL Petersilie, 1 Messerspitze Knoblauchsalz
Zubereitung:	● Gesäuberte Zwiebeln, Möhren und Porree in den Mixtopf geben und 5 Sekunden, 1 zerkleinern. ● Butter, Wasser, Brühe, Kartoffelpüreepulver und Gewürze dazugeben und das Ganze 10 Minuten , 100 , 1 kochen. ● Fertige Suppe mit Quarkhäubchen, Petersilie und Knoblauchsalz bestreut servieren.

Spargel mit Krabben-Käse-Creme

Zutaten:	800 g Spargel, 90 g Schmelzkäse (45%), 1 EL Sojasauce, 6 EL saure Sahne, 2 Prisen Salz, 30 g Krabben, $^1/_2$ EL Dill
Zubereitung:	● Den gegarten, abgetropften Spargel auf eine Platte legen. ● Käse, Sojasauce, saure Sahne, Salz und Krabben im Mixtopf 15 Sekunden, 1 verrühren. ● Die Creme mit gehacktem Dill bestreut zum Spargel servieren.

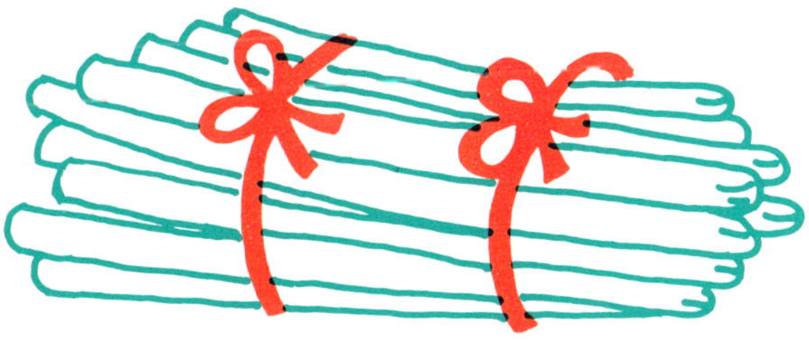

Warme Mahlzeiten à 300 kcal pro Person

Gefüllte Kalbsschnitzel

Zutaten: 4 Kalbsschnitzel à 150 g, 200 g Aprikosen, entkernt, 2 TL geriebener Meerrettich, 4 TL Öl, Pfeffer, Salz

Zubereitung:

- In die Kalbsschnitzel eine Tasche schneiden.
- Aprikosen und Meerrettich im Mixtopf 15 Sekunden, 3 vermengen.
- Masse in die Taschen füllen und mit Holzstäbchen verschließen.
- Schnitzel auf den Rost legen, mit Öl bepinseln, pfeffern und von beiden Seiten grillen. Anschließend salzen.

Dazu können Sie entweder eine große Folienkartoffel, 40 g Reis oder 2 mittlere Pellkartoffeln reichen.

Rosenkohl mit feinen Kräutern

Zutaten: 500 g Rosenkohl, 3 TL Instant-Hühnerbrühe, 1 Prise Basilikum, 1 Prise Estragon

Zubereitung:

- Rosenkohl mit 2½ MB Wasser und Brühe im Garsieb 20 Minuten , 100 , 1 garen.
- Rosenkohl mit Kräutern bestreut servieren.
- Dazu braten Sie 80 g Rinderfilet pro Person.

Himmel und Erde

Zutaten: 400 g Kartoffeln, ½ TL Salz, 250 g Äpfel, 1 EL Zitronensaft, 2 TL Zucker, 1 Prise Zimt, ½ MB Milch

Zubereitung:

- Kartoffeln mit Schale garkochen, danach pellen.
- Äpfel mit Zitronensaft im Mixtopf 4 Minuten , 80 , 1 garen.
- Nach Ablauf der Zeit alle restlichen Zutaten (auch die Kartoffeln) zugeben und 5 Sekunden, 3 vermixen.
- Dazu reichen Sie 80 g Leber pro Person.

Eintopf mit Fleischklößchen

Zutaten:	160 g Tartar, 100 g grüne Bohnen, gesäubert, 100 g geputzte Möhren, 200 g gesäuberter Wirsing, 1 Strauß Petersilie, 1 Zwiebel, $^1/_2$ TL Salz, $^1/_4$ TL Paprika, 1 Lorbeerblatt, 1 EL Kräutermischung
Zubereitung:	● Möhren, Bohnen und Zwiebeln im Mixtopf 3 Sekunden, 1 ▣ hacken. In einen Kochtopf geben. ● Wirsing im Mixtopf 4 Sekunden, 1 ▣ zerkleinern. Mit in den Kochtopf geben. Einen MB Wasser zugeben, würzen und 15 Minuten im Kochtopf dünsten. ● Tartar in den Mixtopf geben. Gewürze dazu und 3 Sekunden, 5 ▣ vermengen. Aus dem Tartar kleine Klößchen formen und in den Gareinsatz geben. 2$^1/_2$ MB Wasser in den Mixtopf geben und 10 Minuten ▣, 100 ▣, 1 ▣ garen. Die fertigen Klößchen zum Eintopf geben und servieren.

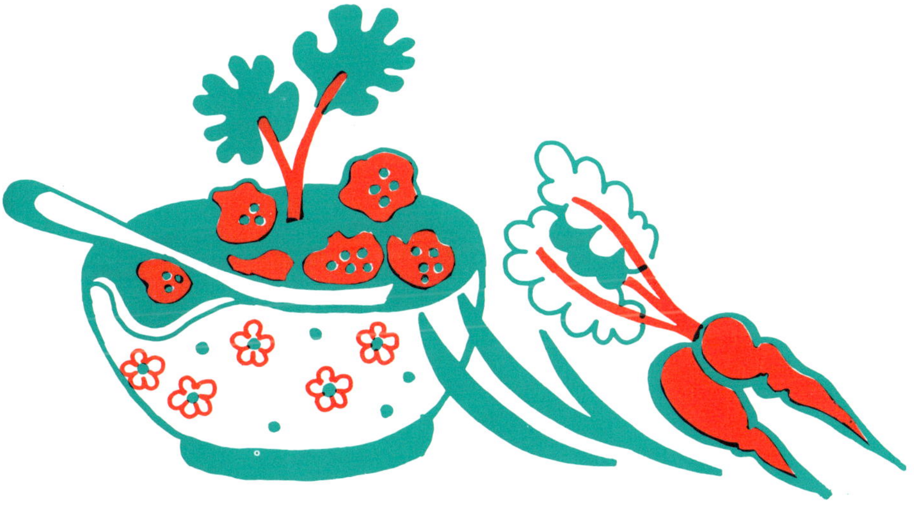

Desserts à 100 kcal pro Person

Anstatt Zucker kann die entsprechende Menge Süßstoff verwendet werden.
Wenn nicht anders vermerkt, beziehen sich die Rezepte wieder auf eine Menge für 2 Personen.

Aprikosenmilch

Zutaten:	200 g Aprikosen, 5 MB Magermilch, 4 Eiswürfel
Zubereitung:	● Frische, entkernte Aprikosen mit $2\frac{1}{2}$ MB Wasser im Gareinsatz 10 Minuten , 100 , 1 garen. ● Nach Ablauf der Zeit Wasser abgießen und alle weiteren Zutaten in den Mixtopf geben, 20 Sekunden, 12 mixen.

Erdbeermilch

Zutaten:	200 g Erdbeeren*, 1 EL Zitronensaft, 1 TL Zucker, 5 MB Milch, 4 TL Schlagsahne
Zubereitung:	● Gesäuberte Erdbeeren und alle weiteren Zutaten in den Mixtopf geben und 20 Sekunden, 7 mixen.

Himbeermilch

Zutaten:	100 g Himbeeren*, $\frac{1}{2}$ TL Zucker, 5 MB Magermilch, 2 TL Schlagsahne
Zubereitung:	● Gesäuberte Himbeeren und alle weiteren Zutaten in den Mixtopf geben und 20 Sekunden, 7 mixen.

*Auch Tiefkühlware problemlos verwendbar im Thermomix!

Bananenmilch

Zutaten: 1 Banane, 5 MB Magermilch, 1 EL Zitronensaft, evtl. Zucker

Zubereitung: ● Alle Zutaten im Mixtopf 10 Sekunden, 5 ⊛ zerkleinern.

Pfirsichmilch

Zutaten: 200 g Pfirsiche, 5 MB Magermilch, evtl. Zucker, 4 Eiswürfel

Zubereitung: ● Frische, entkernte Pfirsiche und alle weiteren Zutaten in den Mixtopf geben und 20 Sekunden, 12 ⊛ mixen.

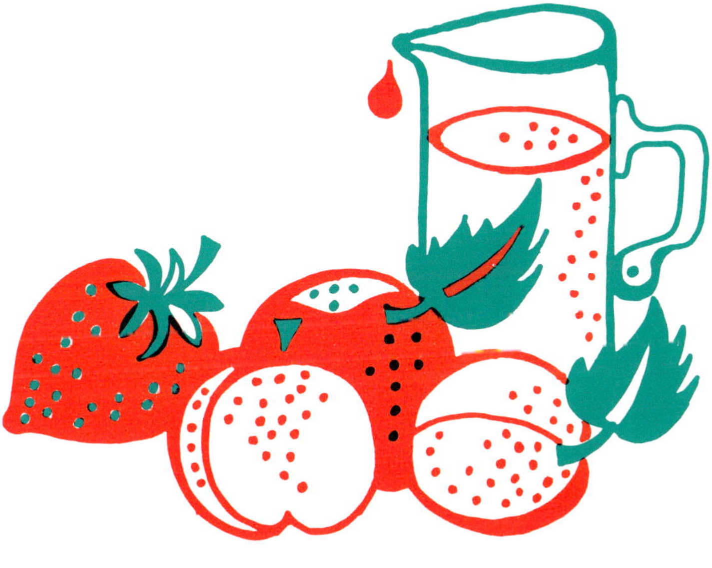

Desserts à 100 kcal pro Person

Multivitaminmilch

Zutaten:	50 g Mango, geschält, entkernt, 50 g Orange, 30 g Banane, 60 g Erdbeeren, 1 TL Zucker, 5 MB Milch
Zubereitung:	● Alle Zutaten in den Mixtopf geben und 20 Sekunden, 7 ⊛ mixen.

Pfefferminzmilch

Zutaten:	2 Teebeutel Pfefferminztee, 4 MB Milch, evtl. Honig, Zucker oder Süßstoff
Zubereitung:	● Teebeutel mit kochender Milch übergießen und 3 Minuten ziehen lassen. Nach Geschmack süßen.

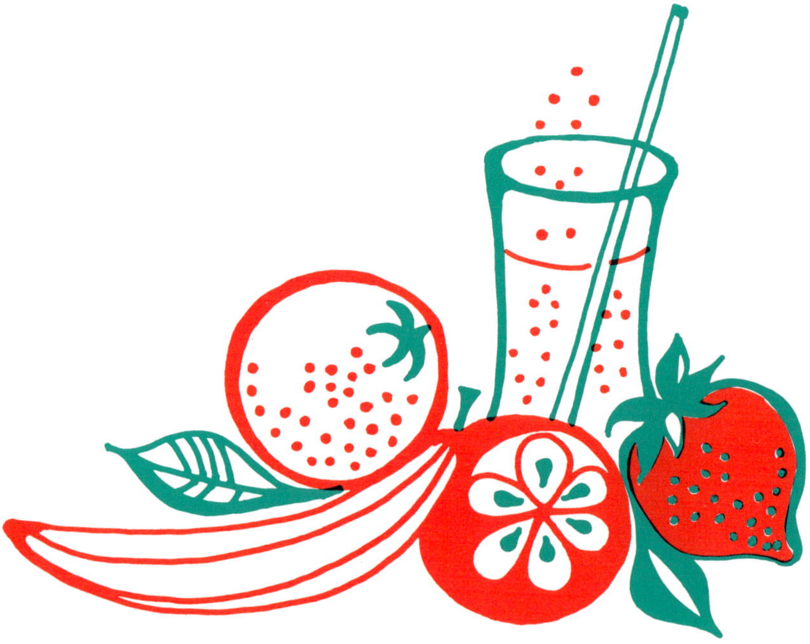

Gegrilltes Ananaspüree

Zutaten: 200 g Ananas (Konserve ohne Zucker), 4 EL Ananassaft ohne Zucker, 300 g Joghurt, 1 TL Vanilleextrakt, 2 TL brauner Zucker

Zubereitung:

- Ananas mit Ananassaft im Mixtopf 7 Sekunden, 1 ▣ mixen.
- Joghurt, Vanilleextrakt zugeben und 4 Sekunden, 1 ▣ verrühren.
- Alles in eine feuerfeste Auflaufform geben und mit braunem Zucker bestreuen.
- Im vorgeheizten Grill überbacken, bis der Zucker geschmolzen ist.

Kakao-Bananen-Dessert

Zutaten: ½ mittelgroße Banane, 1¼ MB Orangensaft, 25 g Magermilchpulver, 2 TL ungesüßter Kakao, 1 TL löslicher Kaffee, 6 Eiswürfel

Zubereitung:

- Alle Zutaten in den Mixtopf geben und 20 Sekunden, 1 ▣ mixen, bis die Masse dick wird.

Schnelles Pflaumenmus

Zutaten: 300 g frische Pflaumen, 40 g Zwieback, 1 Prise Zimt, Süßstoff nach Geschmack, 2 Tropfen Rumaroma

Zubereitung:

- Pflaumen waschen und entsteinen. ½ MB Wasser und die Pflaumen in den Mixtopf geben und 10 Minuten ▣, 70 ▣, 1 ▣ dünsten.
- Nach Ablauf der Zeit, Zwieback, Zimt, Süßstoff und Rumaroma dazugeben und 3 Minuten ▣, 70 ▣, 1 ▣ etwas einkochen.

Desserts à 100 kcal pro Person

Tomaten-Frappé

Zutaten: 2½ MB Buttermilch, 2½ MB Tomatensaft, 1 EL Tomatenmark, 1 TL Instant-Hühnerbrühe, 1 Prise Zwiebelsalz, 1 Prise Selleriesalz, 1 Prise Pfeffersauce, Zitronenscheiben zum Garnieren

Zubereitung:
- Alle Zutaten in den Mixtopf geben und 15 Sekunden, 5 mixen.
- Mit Zitronenscheiben am Glas garnieren und servieren.

Erdbeerspeise

Zutaten: 250 g Erdbeeren, 2½ MB Buttermilch, 1 TL Zucker, 3 Blatt Gelatine

Zubereitung:
- Gesäuberte Erdbeeren, Buttermilch, Zucker in den Mixtopf geben und 15 Sekunden, 5 mixen.
- Gelatine 10 Minuten in kaltem Wasser einweichen, tropfnaß in einem Topf auflösen und nach und nach die Erdbeerbuttermilch zufügen. Dessert auf Schälchen verteilen und im Kühlschrank fest werden lassen.

Aprikosen-Himbeer-Kaltschale

Zutaten: 200 g Aprikosen, entkernt, 1¼ MB Weißwein, 4 EL Aprikosensaft, 1 EL Zitronensaft, abgeriebene Schale einer Zitrone (ungespritzt), Süßstoff, 125 g Himbeeren (Tiefkühlware)

Zubereitung:
- Aprikosen 5 Minuten, 80, 1 im Mixtopf dünsten.
- Alle weiteren Zutaten, bis auf die Himbeeren zufügen und 15 Sekunden, 5 verrühren.
- Zuletzt die Himbeeren zugeben und das Dessert eiskalt servieren.

Orangen-Wein-Gelee

Zutaten:

1 1/4 MB Weißwein, abgeriebene Schale einer Zitrone, 2 1/2 TL Zucker, 3 Blatt weiße Gelatine, 1 1/4 MB ungesüßter Orangensaft, 2 EL Zitronensaft

Zubereitung:

● Wein mit Zitronenschale und Zucker im Mixtopf 5 Minuten, 80, 1 erwärmen.
● Die zuvor in kaltem Wasser eingeweichte Gelatine in den Mixtopf geben und 10 Sekunden, 1 verrühren.
● Orangensaft und Zitronensaft zugeben und 5 Sekunden, 1 mixen.
● Das Dessert im Kühlschrank fest werden lassen.

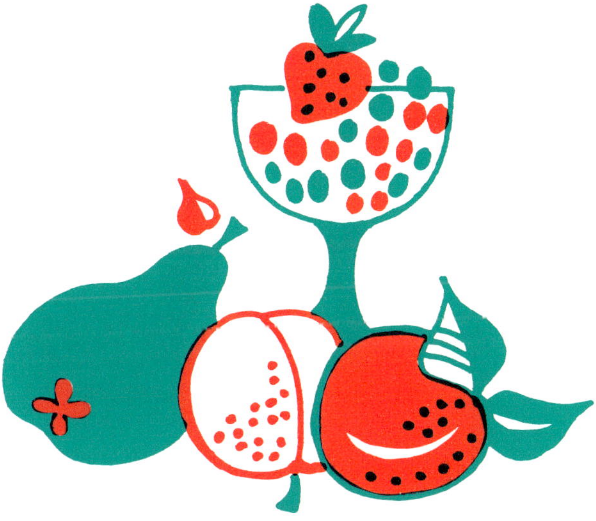

Abendmahlzeiten à 300 - 400 kcal pro Person

Wenn nicht anders vermerkt, sind die Abendmahlzeiten jeweils für eine Person berechnet.

Kapernquark mit Brot

Zutaten:	4 1/2 EL Magerquark, 2 TL Kapern, 1 Essiggurke, 1 Scheibe Vollkornbrot, 1/2 TL Butter
Zubereitung:	● Essiggurke auf das bei 1 ▣ laufende Messer fallen lassen. ● Kapern und Quark zugeben und 5 Sekunden, 1 ▣ verrühren. ● Dazu eine Scheibe Vollkornbrot mit Butter bestreichen.

Wurstsalat auf Brot

Zutaten:	60 g Fleischwurst, 1/2 kleine Zwiebel, 1 kleine Essiggurke, 2 EL Magerquark, 1 TL Essig, 1 TL Senf, 1/2 TL Salz, 1/4 TL Pfeffer, 1 Scheibe Vollkornbrot
Zubereitung:	● Zwiebel, Essiggurke auf das bei 1 ▣ laufende Messer fallen lassen. ● Quark, Essig, Senf, Salz, Pfeffer zugeben und 5 Sekunden, 1 ▣ verrühren. ● Zum Schluß die Fleischwurst durch die Deckelöffnung auf das laufende Messer geben. –Ausschalten–

Meerrettichsalat mit Brot

Zutaten:	1 1/2 EL Magerquark, 1 EL Trinkmilchjoghurt oder Dickmilch, 1 TL Öl, 1 EL geriebener Meerrettich, 1/4 TL Salz, 1/3 TL Pfeffer, 1 Prise Zwiebelgewürz, 1 Messerspitze Senf, 1 TL Essig, 1 kleine Essiggurke, 1 kleine Tomate, 60 g gekochten Schinken ohne Fett, 1 Scheibe Vollkornbrot
Zubereitung:	● Gurke, Tomate, gekochten Schinken und alle weiteren Zutaten in den Mixtopf geben und 6 Sekunden, 1 ▣ verrühren.

Bierschinkenbrot

Zutaten: 1 Scheibe Vollkornbrot, 1 Stück grüne Gurke, 1 Prise Salz, 1 Prise Pfeffer, 1 Scheibe Bierschinken, 1 TL Remoulade, 3 EL Magerquark, 1/4 TL Honig, 1 abgeriebene, ungespritzte Apfelsinenschale

Zubereitung:

● Vollkornbrot mit Gurkenscheiben belegen, mit Salz und Pfeffer würzen. Darauf den Bierschinken legen, mit Remoulade bestreichen und die Scheibe zusammenklappen.

● Quark, 1 EL Wasser, Honig und Apfelsinenschale in den Mixtopf geben und 5 Sekunden, 1 ⊛ mixen. Den Quark zum Brot reichen.

Schinken mit Käsecreme

Zutaten: 1 Scheibe Vollkornbrot, 1/2 TL Butter, 60 g gekochten Schinken, 1 1/2 EL Magerquark, 1/2 MB Magermilch-Joghurt, 1 kleines Stück frische Paprikaschote, 1 Stück Pfefferschote, 1/4 kleine Zwiebel, Kerbel, Knoblauch, Dill, Salz

Zubereitung:

● Vollkornbrot mit Butter bestreichen und mit Schinken belegen.

● Zwiebel, Paprikaschote, Pfefferschote auf das bei 1 ⊛ laufende Messer fallen lassen.

● Quark, Joghurt zugeben und 5 Sekunden, 1 ⊛ verrühren.

● Schinkenbrot mit der Quarkmasse bestreichen.

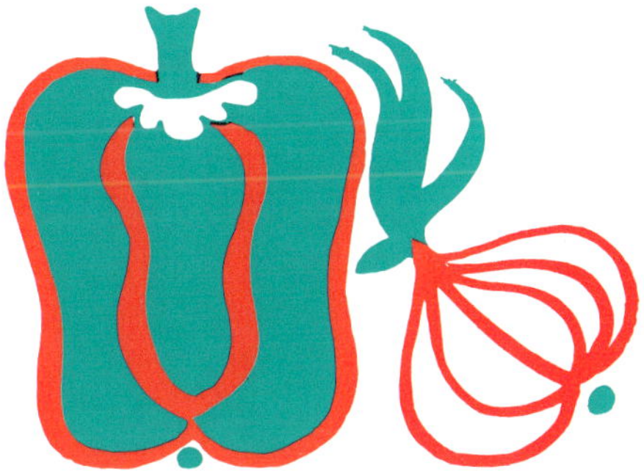

Abendmahlzeiten à 300 - 400 kcal pro Person

Gazpacho

Zutaten:	½ Salatgurke, geschält, 5 MB Tomatensaft, ½ Bund Petersilie, 1 TL Dill, Pfeffersauce nach Geschmack, ½ Zehe Knoblauch, 1 Prise Salz, 1 Prise Pfeffer, 1 Prise Selleriesalz, 2 Scheiben Vollkornbrot, 1 TL Butter
Zubereitung:	● Alle Zutaten gesäubert in den Thermomix geben und 20 Sekunden, 7 ⊛ mixen. ● Vollkornbrot mit Butter bestreichen und die kalte Suppe dazu servieren.

Feine Tomatensuppe (2 Personen)

Zutaten:	250 g Champignons, geputzt, 50 g Zwiebeln, 2 TL Butter, 500 g Tomaten, 1 EL Tomatenmark, 1 TL Instantbrühe oder vegetarische Brühe, 1 Prise Oregano, 1 Prise Basilikum, ½ TL Salz, ¼ TL Pfeffer, ¼ MB Sherry, 35 g Schlagsahne, 2 EL Kondensmilch (4%), Petersilie, 5 MB Wasser
Zubereitung:	● Zwiebeln und Champignons in den Mixtopf geben und 4 Sekunden, 1 ⊛ zerkleinern. ● In einen kleinen Kochtopf umfüllen und die Butter dazugeben. ● Tomaten, Tomatenmark, Salz, Oregano, Basilikum, Pfeffer, Brühe und Wasser in den Mixtopf geben und 10 Minuten ◷, 100 🌡, 1 ⊛ garen. ● Kurz vor Ablauf der Zeit, Sahne, Sherry und Kondensmilch durch die Deckelöffnung zugeben. ● Champignons und Zwiebeln im Kochtopf etwas anschmoren, in eine Suppenschüssel geben und die fertige Tomatensuppe darübergießen. ● Dazu reichen Sie eine Scheibe Vollkornbrot.

Avocadotoast (2 Personen)

Zutaten:	1/2 Avocado, geschält, entsteint, 60 g Schmelzkäse (45%), 1 Prise Salz, 1 Prise Pfeffer, 60 g Toastbrot, 1/4 Bund Schnittlauch
Zubereitung:	● Avocado, Schmelzkäse, Salz und Pfeffer in den Mixtopf geben und 5 Sekunden, 3 glatt rühren. ● Toastbrot rösten und die Creme darauf streichen, mit Petersilie bestreut servieren.

Gemischter Salat mit Ei

Zutaten:	1 weichgekochtes Ei, 100 g Radieschen, 30 g Kresse, 1 TL Öl, 1/2 EL Zitronensaft, 1 Prise Salz, 1 Prise Pfeffer, 1/2 EL Kräutermischung, 2 Scheiben Vollkornbrot
Zubereitung:	● Alle Zutaten für den Salat in den Mixtopf geben und 3 Sekunden, 1 zerkleinern. ● Dazu reichen Sie 2 Scheiben Vollkornbrot und das weichgekochte Ei.

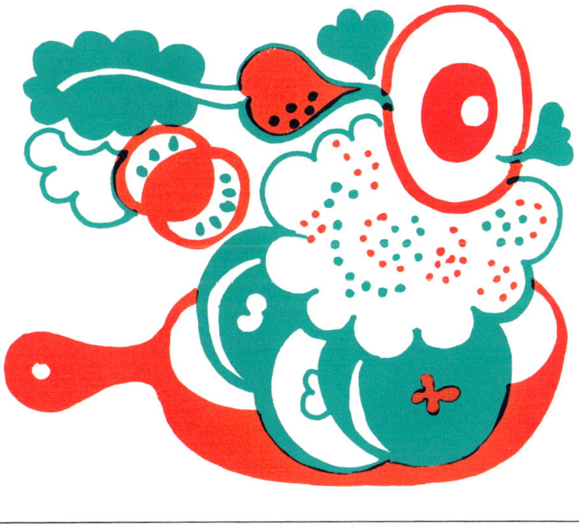

Abendmahlzeiten à 300 - 400 kcal pro Person

Die Abendmahlzeiten können durch die Frühstücksrezepte erweitert werden.
Hierbei ist zu beachten, daß die Frühstücke für 400 kcal ausgerichtet sind.

Waldorfsalat mit Vollkornbrot

Zutaten: 50 g Apfel, 50 g Ananas (ungesüßt), 50 g Joghurt, 30 g Knollensellerie, 2 Prisen Salz, 1 Prise Anis, 2 Scheiben Vollkornbrot, 1 TL Butter

Zubereitung:
- Alle Zutaten in den Mixtopf geben und 3 Sekunden, 1 ▣ zerkleinern.
- Dazu reichen Sie 2 Scheiben Vollkornbrot mit Butter.

Tomaten mit Rührei gefüllt

Zutaten: 100 g Tomaten, 1 Ei, 1 EL Milch, 1 TL Schnittlauch, 1 Prise Salz, 1 Prise Muskat, 1 EL Kresse, 1 TL Butter

Zubereitung:
- Tomaten mit einem kleinen Messer aushöhlen.
- Ei, Milch, Gewürze und das entnommene Tomatenpüree in den Mixtopf geben und 3 Sekunden, 3 ▣ verrühren.
- Eimasse mit einem Teelöffel Butter in einer beschichteten Pfanne abbacken.
- Rührei in die Tomaten füllen und mit Kresse bestreut servieren. Dazu reichen Sie eine Scheibe Vollkornbrot.

Pikanter Quarkauflauf

Zutaten: 100 g Magerquark, 1/2 Ei, 20 g Grieß, 20 g Vollmilch, 10 g Emmentaler, 2 g Öl, 1 Prise Salz, 1 Prise Muskat, 1/2 EL Petersilie, 1 Scheibe Vollkornbrot

Zubereitung:
- Emmentaler in den Mixtopf geben und 5 Sekunden, 3 ▣ zerkleinern.
- Alle weiteren Zutaten in den Mixtopf geben und 10 Sekunden, 3 ▣ verrühren.
- Masse in eine gefettete Auflaufform geben und im Ofen bei 175° C goldgelb backen.
- Dazu reichen Sie eine Scheibe Vollkornbrot.

Brote

Zutaten: 2 Scheiben Vollkornbrot, 1 Scheibe Käse (30%), 1 Scheibe gekochten Schinken, 1 TL Butter, 5 Radieschen

Brote

Zutaten: 2 Scheiben Vollkornbrot, 1 Scheibe Corned beef, 1/2 Ecke Schmelzkäse, 1 TL Butter, 2 Tomaten, Salz, Pfeffer

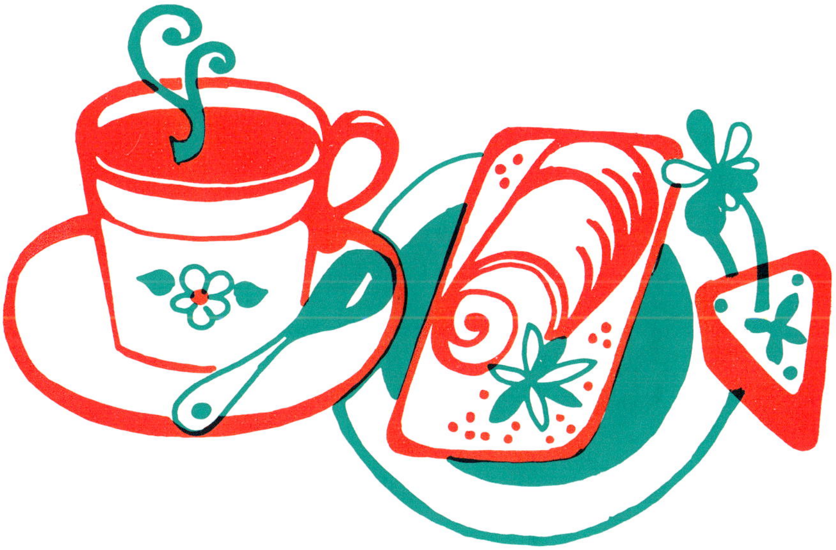

Getränke

Während der Diät sind alle gesüßten Getränke, wie gesüßte Säfte, Limonaden, Cola-Getränke untersagt. Selbstverständlich auch alle alkoholischen Getränke, da sie zuviele Kalorien enthalten.
Es ist jedoch sehr wichtig, während einer Diät ausreichend Flüssigkeit zu sich zu nehmen.
Flüssigkeit benötigt der Organismus als Lösungsmittel, um alle anfallenden Abbauprodukte vollständig auszuschalten. Milch darf nicht als Getränk zum Durstlöschen benutzt werden, sondern ist als flüssige Nahrung nur im Rahmen der Nahrungsmittel zu verwenden. Nehmen Sie während der Thermomix-Diät nur »echte Getränke« zu sich. Als »echte Getränke« bezeichnet man Mineralwasser, Stilles Wasser, Kräutertees, alle Teesorten, die keinen arzneilichen Charakter haben. Erwachsene sollten täglich ca. 1-1,5 l Wasser aus »echten Getränken« aufnehmen. (ca. 1 l aus fester Nahrung)
Der Wasserbedarf kann bei starker körperlicher Tätigkeit, großer Hitze, Erbrechen und Durchfall steigen.

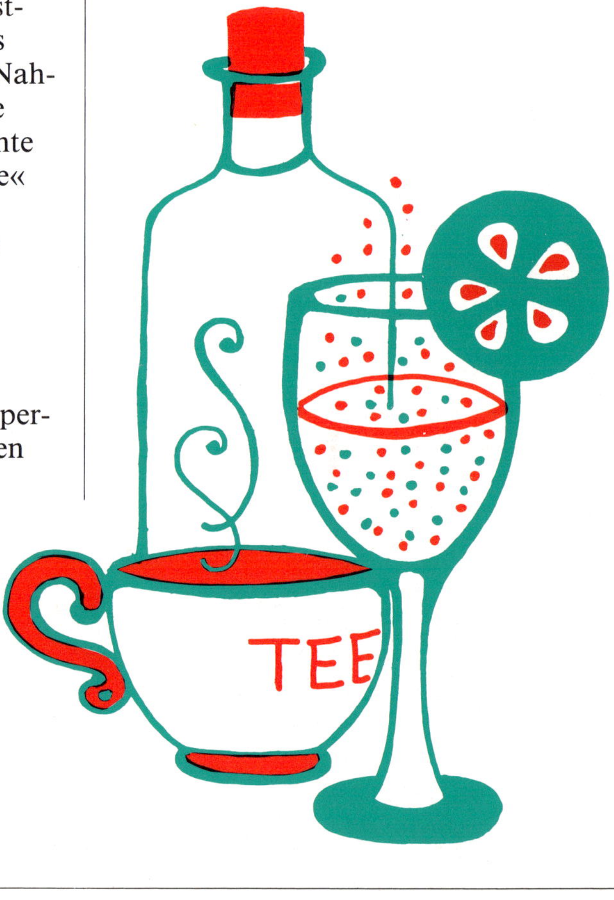

Kapitel 4

Das erreichte Gewicht halten

Wie eingangs versprochen, möchten wir Ihnen auch aufzeigen, wie Sie die mühsam abgehungerten Pfunde für immer verbannen können.

Von der Theorie zur Praxis

Über die Bedarfsmengen an Nährstoffen haben Sie in diesem Buch einiges gelernt, was Ihr Bewußtsein für eine richtige Ernährung sicherlich sensibilisiert hat. Doch im Alltag nützt uns die Wissenschaft erst dann, wenn sie auch praktisch umsetzbar ist. Das Problem ist eben, daß wir im Supermarkt keine Kohlehydrate oder Spurenelemente kaufen können, sondern Äpfel und Brot.

Wir müssen also versuchen, das Erlernte in die Praxis umzusetzen, ohne dabei ständig mit einer Nährwerttabelle in der Hand Einkäufe zu tätigen.
Der Ernährungswissenschaftler Kollath hat dazu einen sehr schönen Ansatzpunkt geliefert, den Sie auch in unserem Gesundheitsbuch: »Alles frisch — alles fit?« wiederfinden können.

Der Grundsatz lautet: »Ein ganzes, unverändertes Lebensmittel in frischem Zustand enthält am wahrscheinlichsten alle essentiellen Nahrungsinhaltsstoffe, einschließlich der noch nicht identifizierten.«

Kollath teilt das gesamte Angebot an Lebensmitteln in 6 Wertstufen ein;

Wertstufen	Prozentanteil an einer vollwertigen Kost
1. natürliche Lebensmittel	10%
2. mechanisch veränderte Lebensmittel	20%
3. fermentativ veränderte Lebensmittel	30%
4. erhitzte Nahrung	40%
5. konservierte Nahrung	0%
6. Präparate	0%

Die Ordnung unserer Nahrung nach
Professor Werner Kollath:

	Lebensmittel			**Nahrungsmittel**		
	a) natürlich	b) mechanisch verändert	c) fermentativ verändert	d) erhitzt	e) konserviert	f) präpariert
Pflanzenreich	**Samen I** Ölsaaten Nüsse Mandeln Oliven	**Öle** zerkleinerte Ölsaaten	**Eigenfermente** Hefe Bakterien	**Gebäcke** aus Vollkorn	**Gebäcke** Dauer-backwaren auch aus Vollkornmehl	**Pflanzliche Präparate** **Fabrikfette** raffinierte Öle, Margarinen Eiweiß **alle Fabrik-zuckerarten** weißer Zucker, brauner Zucker, Trauben-, Frucht-, Milch-, Malzzucker, Süßigkeiten, Sirup, Zucker-konzentrate **Produkte aus Auszugsmehl** (Weißmehl, Graumehl), Stärke, Gries, Nudeln, ge-schälter Reis
	Samen II Getreide	**Mahlprodukte** Vollkornmehl Schrote	**Breie** ungekocht aus Vollkorn	**Breie** gekocht aus Vollkorn		
	Früchte/Obst Honig	**Salate** aus Früchten/Obst, Naturtrübe Säfte	**Gärsäfte**	**Früchte** gekocht	**Fruchtkonserven** Marmeladen	Aromastoffe, Vitamine, Wuchsstoffe, Fermente, Nährsalze
	Gemüse	**Salate** aus Gemüsen	**Gärgemüse** Sauerkraut	**Gemüse** gekocht	**Gemüse-konserven**	
Tierreich	**Eier**	**Blut**	**Fleisch** Schabefleisch	**Fleisch** Fisch gekocht oder gebraten	**Tierkonserven**	**Tierpräparate**
	Milch	**Milchprodukte**	**Gärmilch** Quark, Käse	**Gekochte Milch**	**Milchkonserven** H-Milch	**Milchpräparate** Säuglings-nahrung Trockenmilch
Getränke	**Quellwasser**	**Leitungswasser**	**Gärgetränke**	**Extrakte** Teearten Brühe	**Gemische** Kunstwein	**Destillate** Künstl. Mineralwasser Branntwein

Zwei wichtige Grundsätze sollten Sie auf jeden Fall noch besonders beachten:

1. Nur das möglichst schonend erhitzen, was erhitzt werden muß.
2. Die Erhitzungsverluste durch einen entsprechenden Anteil unerhitzter Frischkost ausgleichen.

Sie halten Ihr Gewicht problemlos, wenn Sie sich diese Einkaufsempfehlung zu eigen machen. Durch hohe Frischkostanteile und Vollkornprodukte in der Nahrung wird der Sättigungswert der Nahrung erhöht.
Sie sind schneller und längere Zeit satt. Dadurch nehmen Sie keine überschüssige Energie auf, die sich in Fettdepots ansammeln kann.

Tabelle: Jahreskurve für die Gewichtskontrolle

Jetzt können und sollten Sie Ihren Diät-Erfolg aufrechterhalten und anschaulich darstellen, indem Sie Ihren gelungenen »Start« im Auge behalten und sich monatlich zumindest einmal auf die Waage stellen. Tragen Sie Ihr Gewicht mit einem Kugelschreiber Monat für Monat in die Tabelle ein und verfolgen Sie den weiteren Verlauf Ihrer Erfolgskurve.
So haben Sie immer vor Augen, wie sich Ihr Gewicht im Laufe eines Jahres verhält.

Hier noch ein wichtiger Hinweis:
Die Gewichtsabnahme eines Menschen schwankt je nach Alter, Geschlecht, Tätigkeit und vorherigem Gewicht.
Sollte einmal Ihr Gewicht unerwartet nach oben schnellen, so empfehlen wir – falls nicht durch Krankheit verursacht – die 14-Tage-Thermomix-Diät nochmals durchzuführen.

Zusätzliche Tabellen zur Gewichtskontrolle erhalten Sie kostenlos über jede Thermomix-Repräsentantin
oder direkt bei
Vorwerk & Co. Thermomix GmbH
Mühlenweg 17-37
5600 Wuppertal 2

Tabelle – Jahreskurve für die Gewichtskontrolle

Gewicht in kg	Startgewicht	1. Monat	2. Monat	3. Monat	4. Monat	5. Monat	6. Monat	7. Monat	8. Monat	9. Monat	10. Monat	11. Monat	12. Monat	Zielgewicht
100														
99														
98														
97														
96														
95														
94														
93														
92														
91														
90														
89														
88														
87														
86														
85														
84														
83														
82														
81														
80														
79														
78														
77														
76														
75														
74														
73														
72														
71														
70														
69														
68														
67														
66														
65														
64														
63														
62														
61														
60														
59														
58														
57														
56														
55														
54														
53														
52														
51														
50														

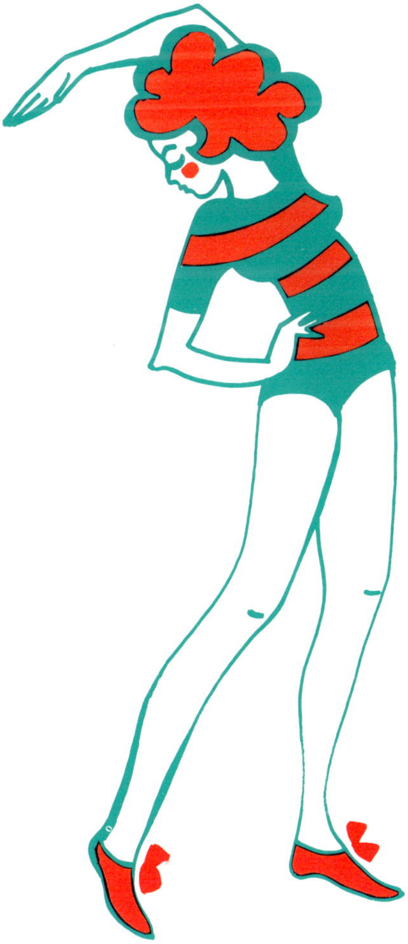

Mit der Thermomix-Diätmethode zum Idealgewicht

Die Nährwerttabelle

Erläuterungen zum Aufbau und Inhalt der Nährwerttabelle.

Damit Sie sich einen vollständigen Überblick verschaffen können, möchten wir Ihnen nachstehend eine komplette Nährwerttabelle mitliefern.
In dieser Nährwerttabelle werden Brennwert (kcal/kj), Eiweiß, Fett, Kohlehydrate, Fettsäuren und Cholesteringehalt aufgeführt. Vitamine, Mineralstoffe und Spurenelemente werden nicht erwähnt, da eine abwechslungsreiche, vollwertige Ernährung ausreichend Vitamine und Mineralstoffe liefert.
Die Angaben beziehen sich, wenn nicht besonders vermerkt, auf 100 g eßbaren Anteil, d. h. auf 100 g abfallfreies, unzubereitetes Lebensmittel.
Die Prozentangaben für Fettsäuren sind auf die im Fett enthaltenen Gesamtfettsäuren bezogen.
Die Tabelle gibt Mitttelwerte an, wobei auf volle Zahlen auf- bzw. abgerundet wurde.

Zeichenerklärung zur Nährwerttabelle

0 = Nährstoff ist nicht vorhanden
\+ = Nährstoff ist nur in Spuren vorhanden
– = Es liegen keine genauen Analysen vor.

Gemüse

Nahrungsmittel 100 g eßbarer Anteil	Brennwert		Eiweiß	Kohle-hydrate	Fett	Fettsäuren gesättigt	Fettsäuren mehrfach ungesättigt	Chole-sterin
	kcal	kj	g	g	g	%	%	mg
Artischocken	60	250	2	12	+			
Bleichsellerie	21	90	1	2	+			
Blumenkohl	28	120	3	4	+			
Bohnenkeimlinge	37	160	3	6	0			
Bohnen, grün	33	140	2	5	+			
Bohnen, weiß	352	1470	21	58	2			
Broccoli	33	140	3	4	+			
Champignons	24	100	3	3	+			
Chicoree	16	70	1	2	+			
Chinakohl	16	70	1	2	+			
Endivien	17	70	2	2	+			
Erbsen	93	390	7	14	1			
Feldsalat/Kopfsalat	14	60	1	2	+			
Fenchel	50	210	2	9	+			
Gurken	10	40	1	1	+			
Grünkohl	46	190	4	5	1			
Rot-Weiß-Wirsingkohl	26	110	2	4	+			
Kohlrabi	26	110	2	4	+			
Kresse	46	190	2	8	+			
Linsen	354	1480	24	56	1			
Möhren	35	150	1	7	+			
Paprika	28	120	1	5	+			
Petersilie	61	260	4	10	+			
Pfifferlinge	23	100	2	3	1			
Porree	38	160	2	6	+			
Radieschen, Rettich	19	80	1	4	+			

Nahrungsmittel 100 g eßbarer Anteil	Brennwert		Eiweiß	Kohle-hydrate	Fett	Fettsäuren gesättigt	Fettsäuren mehrfach ungesättigt	Chole-sterin
	kcal	kj	g	g	g	%	%	mg
Rote Bete	37	160	2	8	+			
Rosenkohl	52	220	4	7	1			
Spargel	20	80	2	3	+			
Spinat	23	100	2	2	+			
Tomaten	19	80	1	3	+			
Zwiebeln	45	190	1	10	+			

Obst

Nahrungsmittel 100 g eßbarer Anteil	Brennwert		Eiweiß	Kohlehydrate	Fett	Fettsäuren gesättigt	Fettsäuren mehrfach ungesättigt	Cholesterin
	kcal	kj	g	g	g	%	%	mg
Äpfel	52	220	+	12	+			
Äpfel, getr.	280	1170	1	65	2			
Ananas	57	240	1	13	+			
Apfelsinen	54	230	1	9	+			
Aprikosen	54	230	1	12	+			
Aprikosen, getr.	300	1260	5	68	+			
Avocado	240	1010	2	3	24	27	14	
Bananen	90	380	1	21	+			
Birnen	59	250	1	13	+			
Brombeeren	48	200	1	9	1			
Datteln, getr.	305	1280	2	73	1			
Erdbeeren	39	160	1	8	+			
Guaven	58	240	1	13	+			
Heidelbeeren	60	250	1	13	1			
Himbeeren	40	170	1	8	+			
Honigmelone	26	110	1	6	+			
Johannisbeeren, rot	37	160	1	8	+			
Johannisbeeren, schw.	46	190	1	10	+			
Kirschen	57	240	1	13	+			
Mandarinen	36	150	1	8	+			
Mango	63	260	1	15	+			
Mirabellen	63	260	1	15	+			
Pampelmuse	32	130	1	10	+			
Papaya	39	160	1	9	+			
Pfirsich	46	190	1	11	+			
Pflaumen	50	210	1	13	+			

Nahrungsmittel 100 g eßbarer Anteil	Brennwert		Eiweiß	Kohle-hydrate	Fett	Fettsäuren gesättigt	Fettsäuren mehrfach ungesättigt	Chole-sterin
	kcal	kj	g	g	g	%	%	mg
Preiselbeeren	46	190	+	10	1			
Quitten	68	290	+	16	1			
Rhabarber	20	80	1	4	+			
Stachelbeeren	44	180	1	9	+			
Wassermelone	24	100	1	5	+			
Weintrauben	74	310	1	17	1			
Rosinen	270	1130	2	64	1			

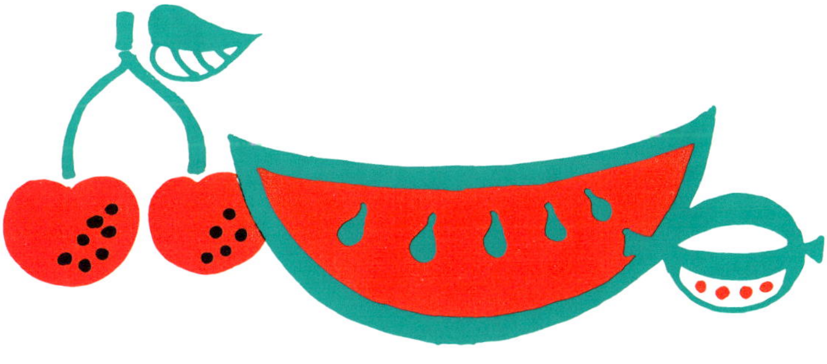

Milch, Milchprodukte

Nahrungsmittel 100 g eßbarer Anteil	Brennwert		Eiweiß	Kohlehydrate	Fett	Fettsäuren gesättigt	Fettsäuren mehrfach ungesättigt	Cholesterin
	kcal	kj	g	g	g	%	%	mg
Buttermilch	35	150	3	4	0,5	61	3	+
Joghurt natur 3,5% Fett	78	330	5	6	3	61	3	10
Joghurt 3,5% Fett mit 15% Frucht u. Zucker	94	390	3	14	3	61	3	10
Joghurt natur 1,5% Fett	43	180	5	6	+	+	+	+
Joghurt 1,5% Fett mit 15% Frucht u. Zucker	67	280	3	14	+	+	+	+
Kondensmilch 7,5% Fett	137	570	7	10	7,5	61	3	26
Kondensmilch 10% Fett	183	770	9	13	10	61	3	34
Magermilchpulver	370	1550	35	52	1	61	3	+
Milch 3,5% Fett	64	270	3	5	3,5	61	3	12
Milch 1,5% Fett	50	210	3	5	1,5	61	3	7
Sahnejoghurt 10% Fett	183	770	10	13	10	61	3	34
Saure Sahne	121	510	3	4	10	61	3	34
Schlagsahne 30% Fett	300	1260	2	3	30	61	3	102
Speisequark Magerst.	88	300	17	2	0,5	+	+	+
Speisequark 20% Fett	110	460	14	13	4	61	3	14
Speisequark 40% Fett	158	660	12	3	11	61	3	37

Nahrungsmittel 100 g eßbarer Anteil	Brennwert kcal	kj	Eiweiß g	Kohle-hydrate g	Fett g	Fettsäuren gesättigt %	Fettsäuren mehrfach ungesättigt %	Chole-sterin mg
Käse 45% Fett in Trockenmasse								
Edamer	386	1620	25	4	28	61	3	95
Emmentaler	417	1750	27	3	31	61	3	105
Gouda	401	1680	26	5	29	61	3	99
Schmelzkäse	305	1280	14	6	24	61	3	82
Tilsiter	374	1570	26	1	28	61	3	95
Käse 30% Fett in Trockenmasse								
Camembert	225	940	22	2	13	61	3	44
Edamer	280	1170	26	4	16	61	3	54
Tilsiter	297	1240	29	3	17	61	3	58

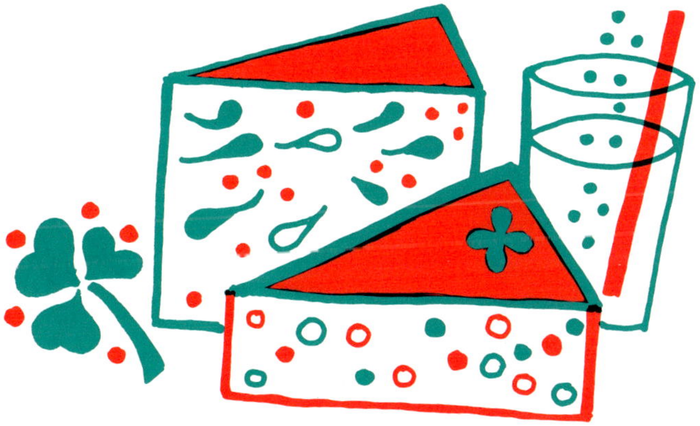

Brot, Backwaren, Nährmittel

Nahrungsmittel 100 g eßbarer Anteil	Brennwert kcal	kj	Eiweiß g	Kohlehydrate g	Fett g	Fettsäuren gesättigt %	Fettsäuren mehrfach ungesättigt %	Cholesterin mg
Brötchen	280	1170	7	58	1	+	+	0
Grahambrot	250	1050	8	48	1	+	+	0
Graubrot	250	1050	6	51	1	+	+	0
Knäckebrot	380	1590	10	77	1	+	+	0
Pumpernickel	247	1030	7	49	1	+	+	0
Roggenvollkornbrot	240	1010	7	46	1	+	+	0
Weißbrot	260	1090	8	50	1	+	+	0
Weizenvollkornbrot	240	1010	8	47	1	+	+	0
Buchweizen	364	1520	10	72	2	–	–	0
Cornflakes	388	1620	8	83	1	–	–	–
Eierteigwaren (Nudeln)	390	1630	13	72	3	35	20	140
Graupen	371	1550	10	74	1	+	+	0
Grieß	370	1550	10	75	1	+	+	0
Grütze	399	1670	14	67	6	–	–	0
Haferflocken	402	1680	14	66	7	14	60	0
Hirse	382	1600	11	71	4	–	–	0
Leinsamen	421	1760	19	13	31	–	–	0
Mehl Typ 405	368	1540	11	74	1	+	+	0
Reis	368	1540	7	79	1	+	+	0
Sago	343	1440	2	82	0	0	0	0
Semmelmehl	420	1760	10	86	1	+	+	0
Stärkemehl	373	1560	+	85	+	+	+	0
Tapioka	366	1530	1	86	+	+	+	0

Nahrungsmittel 100 g eßbarer Anteil	Brennwert kcal	kj	Eiweiß g	Kohle-hydrate g	Fett g	Fettsäuren gesättigt %	Fettsäuren mehrfach ungesättigt %	Chole-sterin mg
Kartoffeln	85	360	2	19	+			
Knödelpulver halb u. halb	355	1490	6	77	+			
Kartoffelflocken	360	1510	6	79	+			
Pommes Frites	220	920	4	34	8			
Blätterteig gebacken*	547	2290	6	40	38			
Biskuit gebacken*	266	1110	7	55	5	35	20	280
Butterkeks	463	1940	15	70	11	61	3	37
Hefeteig gebacken*	310	1300	7	51	8	47	17	4
Mürbeteig gebacken*	522	2190	8	60	26	40	22	35
Rührteig gebacken*	410	1720	7	50	19	49	22	35
Salzstangen	364	1520	10	75	1	+	+	+
Spekulatius	495	2070	9	73	12	–	–	–
Stollen	404	1690	8	47	19	–	–	–
Zwieback	396	1660	11	71	1	+	+	–

* Der Gehalt an Fettsäuren wurde nach der Fettsäurenzusammensetzung einer guten Koch- und Backmargarine berechnet.

Süßigkeiten, Eis, Nüsse, Getränke

Nahrungsmittel 100 g eßbarer Anteil	Brennwert kcal	 kj	Eiweiß g	Kohle- hydrate g	Fett g	Fettsäuren gesättigt %	Fettsäuren mehrfach ungesättigt %	Chole- sterin mg
Bonbons	390	1630	1	94	0	0	0	0
Fruchtbonbons	400	1680	+	97	+	+	+	0
Milch- und Sahnekaramellen	440	1840	3	78	13	–	–	–
Gelee	254	1060	1	64	0	0	0	0
Honig	305	1280	0	81	0	0	0	0
Ingwer, eingelegt	340	1420	0	84	0	0	0	0
Kunsthonig	300	1260	+	80	0	0	0	0
Marmelade	257	1080	1	64	+	+	+	0
Marzipan	457	1910	8	64	18	–	–	–
Nougat	575	2410	9	53	35	–	–	–
Schokolade	563	2360	9	55	33	62	3	5
Zucker	394	1650	0	100	0	0	0	0
Nüsse								
Erdnüsse	630	2640	27	19	47	16	32	0
Haselnüsse	690	2890	14	13	62	16	32	0
Mandeln	650	2720	18	17	54	9	21	0
Paranüsse	714	2990	14	7	67	19	56	0
Walnüsse	705	2950	15	14	63	6	31	0
Eis								
Fruchteis	138	580	2	29	2	61	3	7
Milchspeiseeis	128	540	5	21	3	61	3	10

Nahrungsmittel 100 g eßbarer Anteil	Brennwert		Eiweiß	Kohlehydrate	Fett	Fettsäuren gesättigt	Fettsäuren mehrfach ungesättigt	Cholesterin
	kcal	kj	g	g	g	%	%	mg
Alkoholfreie Getränke								
Apfelsaft	47	200	+	11	0			
Apfelsinensaft	47	200	1	10	+			
Coca-Cola	44	180	0	11	0			
Grapefruitsaft	28	120	1	9	+			
Johannisbeersaft	50	210	+	12	+			
Limonaden	48	200	0	12	0			
Tomatensaft	22	90	1	4	+			
Traubensaft	74	310	+	18	0			
Zitronensaft	24	100	+	8	0			
Alkoholische Getränke						**Alkohol**		**Extrakt**
Bier, Vollbier	48	200	1	4	0	3,6		4,8
Dessertwein	160	670	+	9	0	16,4		12,0
Schnaps 38% Vol.	220	920	–	–	0	31,4		–
Malzbier	56	230	1	9	0	1,3		10,9
Wein	66	280	+	+	0	7,8		2,4
Sekt	84	350	0	3	0	8,9		5,1
Whisky	250	1050	–	–	0	35,2		0,1

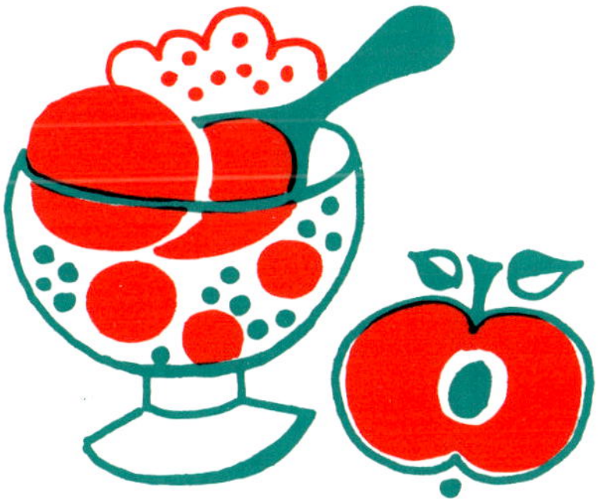

Fleisch

Nahrungsmittel 100 g eßbarer Anteil	Brennwert kcal	kj	Eiweiß g	Kohle-hydrate g	Fett g	Fettsäuren gesättigt %	Fettsäuren mehrfach ungesättigt %	Chole-sterin mg
Rindfleisch								
Filet	126	530	19	+	4	51	3	70
gegartes Fleisch	218	910	21	+	13	51	3	70
Keule	205	860	19	+	13	51	3	70
Roastbeef	254	1060	16	+	19	51	3	70
Tatar	218	540	21	+	4	51	3	70
Zunge	223	930	16	+	16	50	2	140
Schweinefleisch								
Blatt/Schulter	395	1650	14	+	35	46	10	70
Eisbein	207	870	12	+	16	46	10	70
Filet	176	740	19	+	10	46	10	70
gegartes Fleisch	202	850	25	+	10	46	10	70
gemischtes Hackfleisch	316	1320	19	+	25	46	10	70
Keule	362	1520	15	+	31	46	10	70
Kotelett	358	1500	15	+	31	46	10	70
Leber	147	620	20	1	5	2	1	250
Mett	362	1520	15	+	31	46	10	70
Schnitzel	168	700	21	+	8	46	10	70
Zunge	240	1010	15	+	18	50	2	140

Nahrungsmittel 100 g eßbarer Anteil	Brennwert kcal	kj	Eiweiß g	Kohlehydrate g	Fett g	Fettsäuren gesättigt %	Fettsäuren mehrfach ungesättigt %	Cholesterin mg
Kalbfleisch								
Bug/Schulter	140	590	21	+	5	48	12	90
Filet	105	440	21	+	1	48	12	90
gegartes Fleisch	130	540	25	+	2	48	12	90
Haxe	107	450	21	+	2	48	12	90
Keule	103	430	20	+	1	48	12	90
Kotelett	125	520	21	+	3	48	12	90
Niere	121	505	15	1	6	2	0	310
Schnitzel	108	450	21	+	2	48	12	90
Zunge	134	560	17	1	6	50	2	140
Hammelfleisch								
Keule	250	1050	18	+	18	59	3	65
Kotelett	370	1550	15	+	32	59	3	65
Lende	207	870	19	+	13	59	3	65

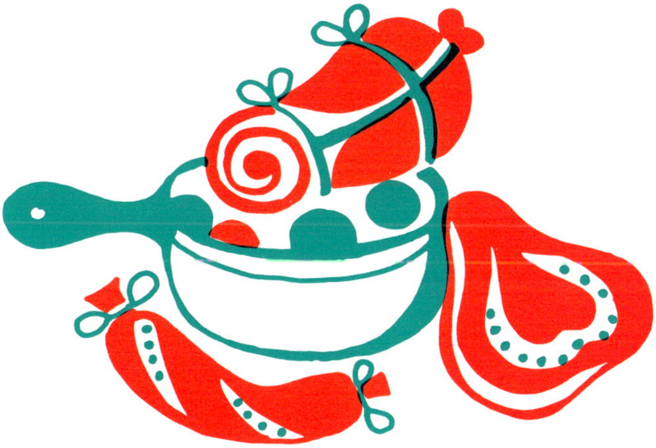

Fisch, Fischwaren

Nahrungsmittel 100 g eßbarer Anteil	Brennwert		Eiweiß	Kohlehydrate	Fett	Fettsäuren gesättigt	Fettsäuren mehrfach ungesättigt	Cholesterin
	kcal	kj	g	g	g	%	%	mg
Fisch								
Forelle	104	440	19	+	2	29	40	50
Heilbutt	131	550	19	+	5	23	54	29
Hering	255	1070	17	+	19	38	23	60
Kabeljau	78	330	17	+	+	43	41	30
Karpfen	83	350	10	+	4	–	–	–
Lachs	217	910	20	+	14	28	31	35
Makrele	193	810	19	+	12	44	29	22
Rotbarsch	112	470	19	+	3	31	28	38
Schellfisch	80	340	18	+	+	36	44	31
Scholle	83	350	17	+	1	28	34	50
Seelachs	88	370	18	+	1	43	41	33
Fischwaren								
Aal, geräuchert	337	1410	19	+	26	33	13	70
Brathering	234	980	17	4	15	38	23	60
Bückling	232	970	22	+	14	38	23	70
Fischstäbchen	146	610	9	13	6	20	60	57
Krabben	103	430	19	+	2	36	18	150
Makrele, geräuchert	238	1000	21	+	16	44	29	22
Matjesfilet	285	1190	16	+	23	38	23	60
Ölsardinen	240	1010	24	1	14	35	30	70
Thunfisch in Öl	242	1010	21	+	16	41	44	42

Fette, Speiseöle, Mayonnaise, Eier

Nahrungsmittel 100 g eßbarer Anteil	Brennwert kcal	Brennwert kj	Eiweiß g	Kohlehydrate g	Fett g	Fettsäuren gesättigt %	Fettsäuren mehrfach ungesättigt %	Cholesterin mg
Butter	755	3160	1	1	82	61	3	280
Butterschmalz	930	3890	+	+	100	61	3	340
Gänseschmalz	930	3890	+	0	100	31	22	75
Schweineschmalz	930	3890	+	0	100	46	10	100
Margarine								
Halbfettmargarine	750	3140	1	+	80	20	32	0
Erdnußfett	930	3890	+	0	100	23	10	0
Kokosfett	925	3870	+	0	100	92	2	0
Öle								
Diabetikeröl	930	3890	0	0	100	11	70	0
Distelöl	930	3890	0	0	100	10	75	0
Erdnußöl	930	3890	0	0	100	19	31	0
Leinöl	930	3890	0	0	100	10	72	0
Maiskeimöl	930	3890	0	0	100	17	51	0
Olivenöl	930	3890	0	0	100	19	8	0
Sonnenblumenöl	930	3890	0	0	100	11	64	0
Mayonnaise 50%	502	2100	2	8	50	14	61	81
Mayonnaise 80%	758	3170	2	2	80	14	61	142
Eier								
Ei, 60 g	88	370	7	+	6	35	20	280
Eigelb	377	1580	16	+	32	35	20	1400
Eiklar	54	230	11	1	+	+	+	0
Vollei, brutto	147	620	11	1	10	35	20	414
Vollei, netto	167	700	13	1	11	35	20	470

Wild, Geflügel, Speck, Wurst

Nahrungsmittel 100 g eßbarer Anteil	Brennwert kcal	 kj	Eiweiß g	Kohle-hydrate g	Fett g	Fettsäuren gesättigt %	Fettsäuren mehrfach ungesättigt %	Chole-sterin mg
Wild								
Hase	124	520	22	+	3	66	3	110
Hirschfleisch	123	520	21	+	3	66	3	110
Kaninchen	167	700	21	+	8	66	3	110
Rehkeule	106	440	21	+	1	66	3	110
Geflügel								
Ente	243	1020	18	+	17	31	22	75
Gans	364	1520	16	+	31	31	22	75
Hühnerleber	147	620	22	1	5	34	19	185
Huhn, Brust	109	460	23	+	1	34	22	75
Huhn, Keule	120	500	21	+	3	34	22	75
Truthahn	230	960	20	+	15	34	22	75
Speck und Wurst								
Bierschinken	250	1050	16	+	19	46	10	85
Bockwurst	294	1230	12	+	25	33	11	100
Cervelatwurst	484	2030	17	+	43	46	10	85
Corned beef	225	940	25	+	12	51	3	70
Fleischwurst	315	1320	13	+	27	46	10	85
Leberwurst	450	1880	12	1	41	46	10	85
Mortadella	367	1540	12	+	33	46	10	85
Schinken, gekocht	282	1180	20	+	21	46	10	70
Schinken, roh	395	1650	18	+	33	46	10	70
Speck, durchwachsen	658	2760	9	0	65	46	10	100
Speck, fett	855	3580	2	0	89	46	10	100
Weißwurst	255	1070	11	+	22	46	10	100

Buch-Tip: Alles frisch–alles fit?

Ihr Kind hat sich nun zum »großen Esser« entwickelt. Es kann das mitessen, was Sie für die ganze Familie zubereiten. Bis jetzt haben Sie Ihr Kind mit frischer, vollwertiger Nahrung ernährt. Machen Sie diesen guten Grundbaustein nicht zunichte, indem Sie jetzt beginnen, minderwertige Industrieprodukte zu verarbeiten oder gar Fertigprodukte zu reichen.
Bemühen auch Sie sich, eine gesunde, vollwertige Ernährung anzustreben, denn unsere Kleinen essen in der Regel das, was sie bei den »Großen« sehen.

Da man unter vollwertiger Erwachsenenernährung etwas anderes versteht als unter vollwertiger Säuglingsernährung, möchten wir Ihnen an dieser Stelle unser Vollwertkochbuch »Alles frisch — alles fit?« von der Autorin A. Willig empfehlen, das 95 auf den Thermomix abgestimmte Rezepte und viele wertvolle Informationen zu einer gesunden Ernährung enthält.

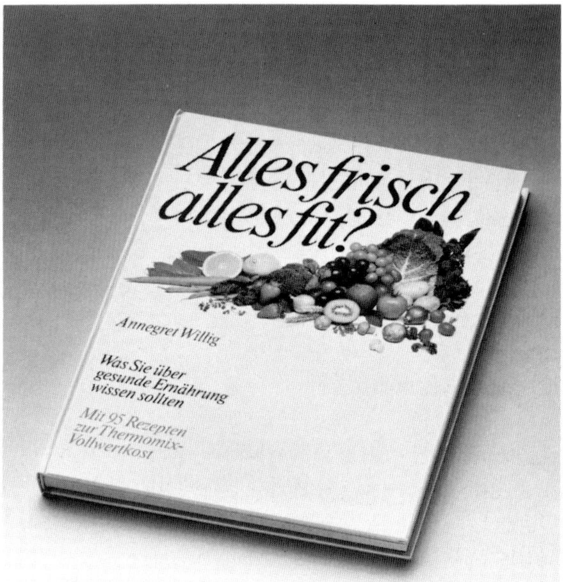

Bestellen können Sie das Buch (Art.-Nr. 084) bei jeder Thermomix-Repräsentantin oder direkt bei
Vorwerk & Co. Thermomix GmbH
Mühlenweg 17-37
5600 Wuppertal 2

Buch-Tip: Thermomix-Baby-Nahrung

Nirgendwo werden die Vorteile der Speisenzubereitung mit dem Thermomix mehr geschätzt als in Ihrem Haushalt, wo er doch tagtäglich neu begeistern kann. Falls Sie sich — aus welchem Grund auch immer — für selbst zubereitete Baby-Nahrung interessieren sollten, bieten wir Ihnen in dem Buch »Thermomix Baby-Nahrung, ... nur das Beste für mein Kind« eine Fülle von Ratschlägen und Rezepten für eine vollwertige, bekömmliche und leckere Ernährung des kleinen Erdenbürgers.

Alles, was das Baby im ersten Lebensjahr braucht, um ein gesundes, kräftiges Kind zu werden, können Sie ihm mit dem Thermomix selbst zubereiten. Die Rezepte sind genauestens geprüft und liebevoll auf die Bedürfnisse des Säuglings und seine ersten Lebensabschnitte abgestimmt.
Baby-Nahrung, die mit dem Thermomix zubereitet ist, hat den hohen »Nährwert« frischer Zutaten und ist äußerst kostengünstig; außerdem enthält sie keine künstlichen Konservierungs- und Farbstoffe.
Machen Sie sich unsere Erfahrung auf dem Gebiet der gesunden Ernährung zunutze, und handeln Sie getreu dem Motto »nur das Beste für mein Kind«.

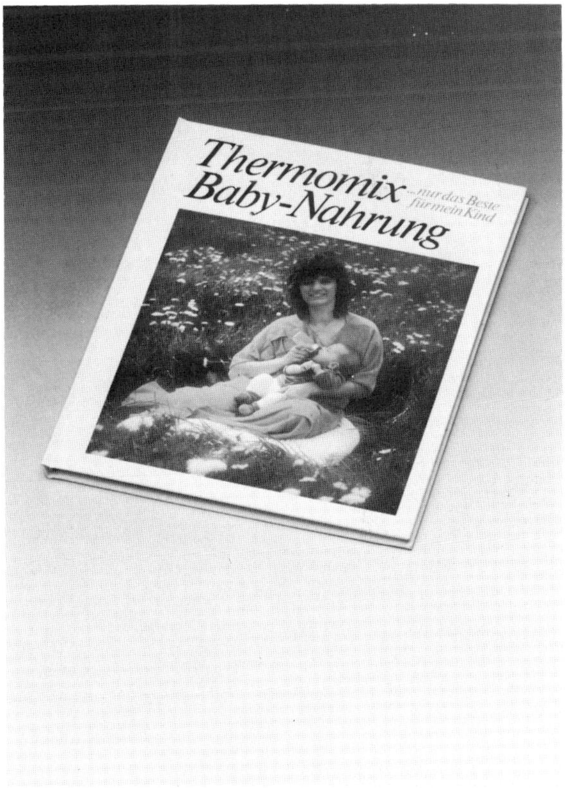

Bestellen können Sie das Buch (Art.-Nr. 085) bei jeder Thermomix-Repräsentantin oder direkt bei
Vorwerk & Co. Thermomix GmbH
Mühlenweg 17-37
5600 Wuppertal 2

Mein spezielles Rezept:

Mein spezielles Rezept:

Mein spezielles Rezept:

Mein spezielles Rezept:

Mein spezielles Rezept:

Mein spezielles Rezept:

Mein spezielles Rezept:

Mein spezielles Rezept:

Literatur- und Quellenverzeichnis

Anemueller, Helmut:	Das Grunddiät-System Leitfaden der Ernährungstherapie mit Vollwerternährung, Hippokrates-Verlag, Stuttgart 1983, 3. Auflage
Belitz, Hans D.; Grosch, Werner	Lehrbuch der Lebensmittelchemie, Springer-Verlag, 1982
Block, Eric:	Die Chemie von Knoblauch und Zwiebel, Spektrum der Wissenschaft Verlagsgesellschaft, Mai 1985
Bruker, Dr. med. Max O.:	1. Idealgewicht ohne Hungerkur mit Rezepten von Ilse Gutjahr, E. M. U.-Verlag, Lahnstein 1989, 18. Auflage 2. Unsere Nahrung, unser Schicksal Früher: Schicksal aus der Küche, E. M. U.-Verlag, Lahnstein 1985, 14. Auflage
Buddecke, Eckhart:	Grundriß der Biochemie, Walter de Gruyter-Verlag, Berlin 1980
DAK-Gesundheitsdienst	
1. Schilcher, Prof. Dr. H., Büsche, M.:	Hausmittel helfen heilen, DAK Presse und Öffentlichkeitsarbeit, Hamburg 1986
2. Gäbler, Hartwig:	Gesundheit durch Heilkräuter, DAK Presse und Öffentlichkeitsarbeit, Hamburg 1987
Dohmes, G.:	Über den Vitamin C-Gehalt von mitteleuropäischen Gewürzkräutern und dessen Stabilität beim Tiefgefrieren, Dissertation, Bonn 1982
Gergely, Stefan M.:	Diät — aber wie? Von der Atkins-Diät bis zur Zen-Makrobiotik. Der kritische Wegweiser für Ernährungsbewußte, Piper Verlag, München 1984
Gessner, O.:	Gift- und Arzneipflanzen von Mitteleuropa Neubearbeitung: Orzechowski, G., Heidelberg 1974
Holtmeier, Prof. Dr. med. H.-J.:	Diät bei Übergewicht und gesunde Ernährung: mit 126 Kostvorschlägen auch für Magen-, Darm-, Leber-, Galle-, Herz-, Zuckerkranke und bei Herzinfarkt, Thieme Verlag, Stuttgart 1987

Jäger, G.:	Gesundheit aus Pflanzensäften, Rezepte, Cocktails, Kuren, Mosaik Verlag, München 1988
Kretz, J.:	Die allgemeine Behandlung des Krebskranken und Krebsgefährdeten, Urban und Schwarzenberg, München 1946
Leeser, O.:	Lehrbuch der Homöopathie Bd. II: Pflanzliche Arzneistoffe, Karl Haug-Verlag, Heidelberg
Lutomsky, Jerzy:	Institut Przemyslu Zielarkiego ul. Libelta 27, Heilpflanzenforschung 61-707 Poznán Polen
Orbach, Susie:	Antidiätbuch; über die Psychologie der Dickleibigkeit, die Ursache von Eßsucht, Frauenoffensive Verlag, München 1978
Öko-Test-Magazin:	1. Test: Diätpläne, die Pfunde zum Schwinden bringen. Der Großangriff auf die Pfunde, Hrsg.: Jürgen Räuschel-Schulte, Frankfurt Mai 1987, S. 34-36 2. Die Öko-Test-Diät: 88 Rezepte zum Abspecken. Ein Kilogramm pro Woche, Hrsg.: Jürgen Räuschel-Schulte, Frankfurt März 1989, S. 36-41
Thurmair, E.:	Alternativ kochen & essen – Nie wieder Diät, Humboldt-Taschenbuchverlag, München, 1982
Weiss, R. F.:	Lehrbuch der Phytotherapie, Stuttgart 1982
Zabel, W.:	Die interne Krebstherapie und die Ernährung der Krebskranken, Bircher-Benner Verlag, Bad Homburg v. d. H. 1986
Zuntz, Prof. Dr. N.:	Aus Natur und Geisteswelt Sammlung wissenschaftlich-gemeinverständlicher Darstellungen, 19. Bd.: Ernährung und Nahrungsmittel, B. G. Teubner Verlag, Leipzig, Berlin, 1918, 3. Auflage

Chlorfrei-gebleichtes Papier –
ein Vorwerk-Beitrag zum Umweltschutz